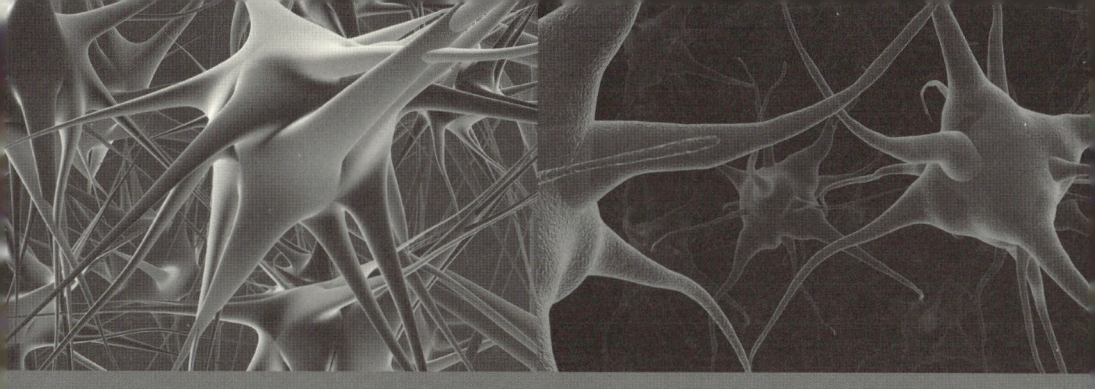

Esclerose Múltipla

Respostas tranquilizadoras para perguntas frequentes

Beth Ann Hill

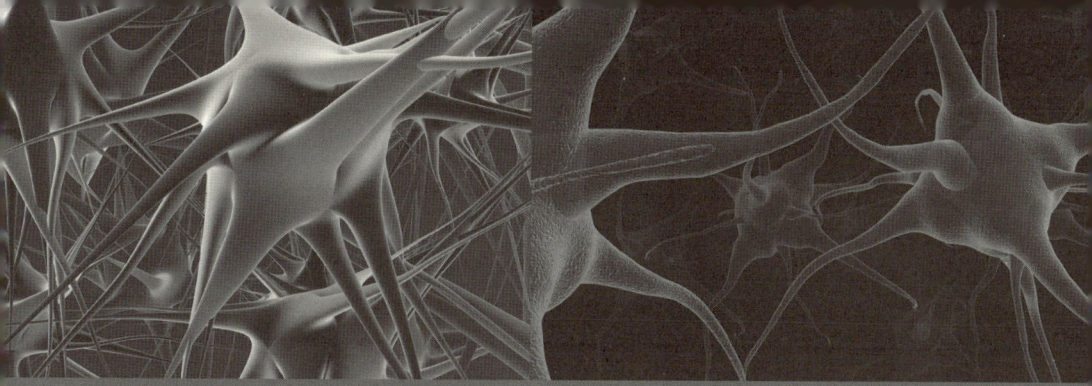

Esclerose Múltipla

Respostas tranquilizadoras para perguntas frequentes

Beth Ann Hill

São Paulo
2010

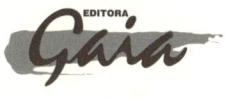

© Beth Ann Hill, 2008
Título original: Multiple sclerosis Q & A: reassuring answers to frequently asked questions.
This edition was published by arrangement with Avery, a member of Penguin Group (USA) Inc.

1ª Edição, Editora Gaia, São Paulo 2010

Nem o editor, nem a autora pretendem oferecer conselhos ou serviços profissionais aos leitores. As ideias, práticas e sugestões contidas nesta obra não têm a intenção de substituir a consulta ao seu médico. Todas as questões relativas à saúde exigem supervisão médica. Nem a autora, nem o editor serão considerados responsáveis ou imputáveis por perdas, danos e lesões supostamente decorrentes de informações ou sugestões contidas neste livro. As opiniões aqui expressas representam a visão pessoal da autora, não da editora.

Diretor Editorial
Jefferson L. Alves

Diretor de Marketing
Richard A. Alves

Gerente de Produção
Flávio Samuel

Coordenadora Editorial
Dida Bessana

Assistentes Editoriais
Alessandra Biral
João Reynaldo de Paiva

Tradução
Maria Silvia Mourão Netto

Preparação de Texto
Tatiana Souza

Revisão
Ana Cristina Teixeira

Imagens de Capa
Shutterstock

Capa
Reverson R. Diniz

Editoração Eletrônica
Tathiana A. Inocêncio

Dados Internacionais de Catalogação na Publicação (CIP)
(Câmara Brasileira do Livro, SP, Brasil)

Hill, Beth Ann.
   Esclerose múltipla. Respostas tranquilizadoras para perguntas frequentes / Beth Ann Hill; tradução de Maria Silvia Mourão Neto – 1. ed. – São Paulo : Gaia, 2010.

   Título original: Multiple sclerosis Q & A: reassuring answers to frequently asked questions.
   Bibliografia.
   ISBN 978-85-7555-234-6

   1. Esclerose múltipla. Obras de divulgação. I. Título.

10-01528   CDD-616.834

Índices para catálogo sistemático:
1. Esclerose múltipla : Medicina : Obras de divulgação   616.834

Direitos Reservados
EDITORA GAIA LTDA.
(pertence ao grupo Global Editora e Distribuidora Ltda.)

Rua Pirapitingui, 111-A – Liberdade
CEP 01508-020 – São Paulo – SP
Tel.: (11) 3277-7999 – Fax: (11) 3277-8141
e-mail: gaia@editoragaia.com.br
www.editoragaia.com.br

Obra atualizada conforme o
Novo Acordo Ortográfico da Língua Portuguesa

Colabore com a produção científica e cultural.
Proibida a reprodução total ou parcial desta obra sem a autorização do editor.

Nº de Catálogo: **3037**

Para o meu amado Salvador, que me transmitiu
o conteúdo deste livro em um sonho.

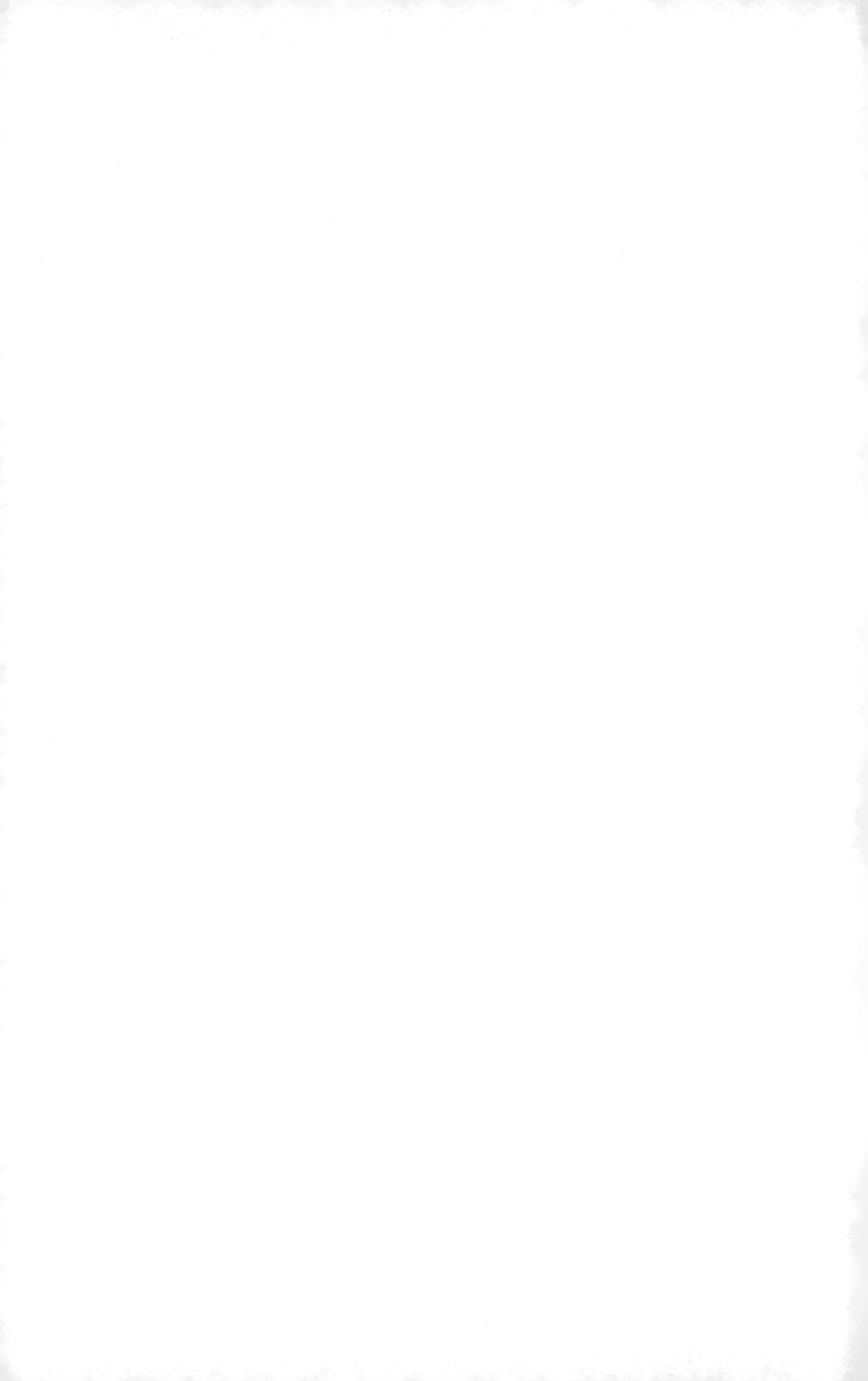

Gostaria de agradecer às pessoas e organizações por sua assistência, tanto na redação deste livro como em minha luta diária com a esclerose múltipla: Sheila Curry Oakes e minhas editoras, Kristen Jennings e Amy Brosey, por sua imensa ajuda na publicação deste volume; dra. Joanne Wojcieszek, por ter dedicado tanto tempo a me ajudar na edição deste texto e por seu prefácio maravilhoso; dr. James Bernat, por suas esclarecidas sugestões e por ter sido o primeiro a endossar este trabalho; a Sociedade Nacional de Esclerose Múltipla dos Estados Unidos por seu auxílio, em tantos sentidos, em especial Arney-Ellen Rosenblat, por sua orientação e ajuda em muitas questões; David Lander, por sua gentileza e por me fazer sorrir; Neil Cavuto, por conseguir um tempo em sua agenda absurdamente ocupada para ler meu livro; meu neurologista, dr. Thomas Schrieffer, e meu clínico geral, dr. Craig Bethune, por me ajudarem em minha luta pessoal com a esclerose múltipla; minha sogra, Monna Lee Hill, por todas as vezes que veio cuidar das crianças para que eu pudesse escrever, por todas as vezes em que me ajudou com o serviço da casa quando eu ficava doente, e por suas muitas orações; minha mãe, Shirley Praed, por me ouvir quando eu perdia a coragem; meu pai, Jack "Pops" Praed, por sua criatividade; meu irmão Jon Praed, por nossa viagem especial para nadar com os golfinhos; meu irmão Scott Praed, por me mostrar como viver sempre com esperança após a adversidade; minhas amigas Shawn e Katie Reitemeier, por limparem minha casa quando eu não conseguia fazer isso, por me ouvirem quando eu precisava falar, e por me fazerem rir; meu cunhado, Brian Hill, por me ajudar com as crianças para que eu pudesse escrever; minha amiga de longa data, Donna Faircloth, que sempre compreende; minha mais antiga e uma das mais queridas amigas, Becky Fletcher, que sempre me faz sentir que sou especial; minha maravilhosa amiga Jeanne Kost, que passou por muitas coisas comigo; minha querida amiga Stacy Parsons, por me fazer rir; minha diretora, Maggie Antcliff, e toda a equipe da Escola Primária Ken-O-Sha, pelo apoio e incentivo; meus amigos Noel e Kathie Griese, por acreditarem em mim; meu ex-professor, dr. Leonard Teel, por me desafiar; e, finalmente, meu marido, Danny, amor da minha vida.

Sumário

Prefácio – dra. Joanne Wojcieszek	11
Introdução	13
Parte I: Minha história	17
Parte II: Perguntas & respostas sobre esclerose múltipla	29

Definindo a esclerose múltipla — 30

O que é esclerose múltipla? • O que causa a EM? • Mas algumas doenças não podem ter mais de uma causa? • Por que ocorre a EM? • A EM é semelhante à Aids? • Posso pegar EM do meu marido ou da minha mulher? • Quais são as diferentes categorias de EM? • O que é EM "silenciosa"? • O que é um ataque? • O que causa um ataque? • Por que alguns ataques causam danos permanentes e outros não? • O estresse pode desencadear um ataque? • Uma doença pode causar um ataque? • O que é uma "pseudoexacerbação"? • Exercícios podem provocar um ataque? • O sistema nervoso pode se refazer sozinho após um ataque? • Quando digo que tenho EM com recorrências e remissões, as pessoas perguntam se estou em uma fase de remissão. Eu não sei responder. Não estou tendo um ataque, mas com certeza não me sinto em remissão.

História e estatísticas — 39

Há quanto tempo existe EM? • Quem descobriu a EM? • Quem tem EM? • Quantas pessoas têm EM? • Em geral, com que idade alguém demonstra sintomas de EM? • A EM é mais comum em algumas partes do mundo? • A suscetibilidade à EM é afetada pelo lugar onde a pessoa cresceu? • A EM é uma doença herdada? • Existe um gene da EM?

Sintomas — 42

Quais são os sintomas da EM? • Que tipo de problemas de visão eu posso ter com EM? • Há pouco tempo meu oftalmologista diagnosticou que estou com neurite óptica. Isso significa que vou ter EM? • Você mencionou alteração das sensações na lista de sintomas possíveis. De que alterações está falando? • Pacientes com EM sentem dor? • O que é espasticidade? • O que é tremor? • O que é vertigem? • E a fadiga? É um sintoma comum de EM? • Que tipo de comprometimento cognitivo a EM pode causar? • A EM pode causar depressão? • Que tipo de disfunção urinária a EM pode causar? • Que tipo de problemas intestinais a EM pode causar? • Que tipo de problemas sexuais a EM causa? • Um sintoma de EM pode durar apenas pouco tempo? • Qual será o desenvolvimento da minha doença? • A EM pode "se esgotar"? • Será que vou acabar em uma cadeira de rodas? • A EM pode ser curada? • Quando os especialistas esperam contar com a cura da EM?

Diagnóstico e exames médicos   52

Como uma pessoa é diagnosticada com EM? • A EM pode ser confundida com outras enfermidades ou vice-versa? • Meu médico acaba de me dizer que tenho EM. Acho que já tenho isso há anos. Como ele chegou a essa conclusão agora? • Que exames médicos são usados para identificar a presença da EM? • O que esperar de um exame de ressonância? • Fiz uma ressonância, mas nela não apareceu nada anormal. Isso quer dizer que não tenho EM? • O que esperar de um exame de liquor? • O que esperar de um exame de potencial evocado? • Há novos testes em fase de desenvolvimento que podem ajudar no diagnóstico de EM?

Tratamento   59

Como encontrar um bom neurologista? • Que medicamentos são usados para combater a EM? • Quem tem suspeita de EM pode tomar algum desses medicamentos? • Qual desses medicamentos modificadores da doença devo escolher? • Meu plano de saúde não cobre o custo de nenhum desses medicamentos modificadores da doença. O que faço? • Já existem versões orais desses medicamentos? • E quanto a combinar medicamentos? • E o Novantrone? • Um paciente com EM progressiva pode tomar Avonex, Betaseron, Copaxone ou Rebif? • Está sendo pesquisado algo mais para as pessoas com EM secundária progressiva? • Existe algum novo medicamento sendo desenvolvido? • Que medicamentos são usados nos ataques agudos? • Há efeitos colaterais do tratamento com corticosteroides? • Que outros medicamentos são usados para tratar os sintomas da EM? • Que terapias existem para os pacientes com EM? • Existem tantas fontes ilegítimas alegando a cura da EM. O que dizer de terapias alternativas? • Quais são as terapias alternativas para a EM? • Uma alimentação especial pode ajudar? • Vitaminas e sais minerais ajudam no combate à EM? • O que são megavitaminas? Adiantam em casos de EM? • Ervas medicinais podem ajudar? • As obturações de amálgama causam EM? Se eu remover essas obturações a minha EM desaparece?

Questões familiares   73

Gostaríamos de ter filhos. Isso ainda é possível? • Como a gravidez afeta a EM? • Durante a gravidez posso usar algum medicamento modificador da doença? • Logo antes da menstruação meus sintomas de EM pioram. Existe alguma ligação? • Posso transmitir a

EM para o bebê? • Aconselhamento familiar ajuda? • Qual a melhor maneira de falar sobre EM com as crianças? • Como posso ajudar meus filhos a conviverem com minha doença? • Você teria mais alguma sugestão sobre como conviver com a EM?

Mudanças no estilo de vida 78
O calor piora os sintomas de EM? • Adoro um banho bem quente e espumante. Posso continuar fazendo isso? • E quanto às saunas e aos banhos de banheira? • Posso tomar vacina contra gripe apesar de ter EM? • Pessoas com EM têm de fazer repouso? • Pessoas com EM devem se exercitar? Isso ajuda? • Que exercícios são recomendados para quem tem EM? • Ainda posso dirigir? • Posso tomar bebidas alcoólicas mesmo tendo EM? • Para quem devo contar que tenho EM? • Devo trabalhar? • Devo largar o emprego?

Outras questões relevantes sobre EM 86
O que é Abem – Associação Brasileira de Esclerose Múltipla

PARTE III: SUGESTÕES 87

O que fazer se você acha que tem EM, mas ainda não recebeu esse diagnóstico 88

Vinte coisas para fazer se você tem EM 89

Sugestões para os amigos de portadores de EM 89

Sugestões para o cônjuge e outras pessoas importantes na vida de quem tem EM 90

CONCLUSÃO 91

GLOSSÁRIO 95

REFERÊNCIAS 101

FONTES DE CONSULTA 103

ALGUMAS ENTIDADES BRASILEIRAS QUE OFERECEM ATENDIMENTO E APOIO AO TRATAMENTO DA ESCLEROSE MÚLTIPLA 110

ÍNDICE REMISSIVO 117

Prefácio

A Esclerose Múltipla (EM) sempre é inesperada. Esse distúrbio neurológico invade a vida das pessoas quando elas estão em pleno apogeu. Na fase em que a carreira de alguém começa a deslanchar e essa pessoa está criando seus filhos, a EM vem e interrompe todos os planos e cronogramas. Os pacientes se veem obrigados a reavaliar prioridades, valores e aspirações. Provavelmente, o lado mais frustrante da EM é a imprevisibilidade de sua evolução e de seu prognóstico. Cada paciente tem uma constelação própria de sintomas. Apesar de haver diferenças intrínsecas, também há alguns aspectos claramente compartilhados por todos os pacientes com EM. Muitos sofrem com sintomas vagos e incomuns durante vários anos até receberem um diagnóstico definitivo. O momento em que a verdade então acaba sendo dita – aquele em que o neurologista diz "é EM" – torna-se uma experiência forte e chocante. A reação emocional de alguns pacientes ao receber tal notícia é não acreditar ou negar o fato, enquanto outros ficam aliviados porque sua longa jornada em busca de respostas enfim terminou.

As consultas de rotina com o neurologista raramente oferecem tempo suficiente para que os pacientes obtenham respostas a todas as perguntas, em especial logo após receberem o diagnóstico, uma fase em que se sentem muito assustados e desnorteados com a complexidade de sua doença. Como seria bom ter um livro conciso e exato, capaz de responder a questões importantes sobre EM...

Foi justamente isso que Beth Hill tinha em mente quando deu início a este projeto. Escrito com clareza e baseado em evidências científicas, este livro é uma introdução à EM e aborda as perguntas mais frequentes formuladas por pacientes a respeito desse multifacetado distúrbio. Ao expor os detalhes pessoais de seu próprio quadro de EM, Beth imediatamente estabelece uma relação pessoal com seus leitores, de pacientes portadores desse distúrbio até seus parentes e amigos.

Uma das melhores recomendações dadas logo no início do texto é que todos os pacientes precisam ir em busca de médicos, enfermeiras e terapeutas em quem possam confiar e que os tratem com paciência e delicadeza. Os pacientes devem se sentir seguros e acolhidos pelos profissionais incumbidos de supervisionar suas condições de saúde. A seguir, Beth apresenta algumas definições e a terminologia básica que os neurologistas empregam quando discutem EM, como neurite óptica, desmielinização, lesão no tronco cerebral etc. Muitos aspectos dos exames diagnósticos e das opções de tratamento são confusos para os pacientes. Os leitores certamente aprovarão a honestidade da autora quando descreve alguns procedimentos considerados moderadamente invasivos, mas que, para o paciente, não têm nada de "moderados", por exemplo, as coletas de liquor na coluna e alguns testes elétricos, feitos em muitas pessoas acometidas por EM. Também há numerosas terapias alternativas a cujo respeito só há informações científicas limitadas. Os pacientes não sabem se a quelação ou a acupuntura ajudam, se a apiterapia (picadas de abelha) de fato funciona. E todos têm dúvidas sobre mudanças no ritmo de vida: é seguro fazer exercícios físicos com um quadro de EM? Devo parar de trabalhar? O estresse é a causa de minhas crises? Embora nem sempre essas questões tenham resposta clara e definida, a autora discute cada uma delas em seu próprio contexto de incertezas.

Contando com sua batalha pessoal com a EM e após extensa revisão da literatura disponível, Beth Hill nos oferece um manual abrangente e inspirador, escrito especificamente para pacientes com Esclerose Múltipla. Este livro servirá de recurso para ajudar muitos deles a conviver com sua enfermidade. Fica evidente o forte senso de responsabilidade da autora e sua solidariedade com todos os outros portadores desse distúrbio. É possível que sua dedicação e seu esforço para produzir este livro ajudem outras pessoas a recuperar o controle de sua vida e a se tornar participantes informadas das decisões relativas aos cuidados com sua saúde.

E, o mais importante ainda, ela transmite esperança aos pacientes e seus familiares para que possam novamente olhar para o futuro com otimismo e ir em busca de seus sonhos, sabendo que a cura da EM está muito próxima.

Dra. Joanne Wojcieszek
Diretora de Neurologia do Programa de Distúrbios do Movimento
da Faculdade de Medicina da Universidade de Indiana, Indianápolis, Indiana

Introdução

Nunca imaginei que um dia escreveria um livro sobre esclerose múltipla (EM). E certamente nunca achei que teria essa doença. Eu era jovem e saudável. Uma supermulher! Pelo menos, era o que eu pensava.

Mas a vida muda e, sem dúvida, a minha mudou quando, há sete anos, soube que tinha esclerose múltipla. No momento em que ouvi essas palavras, senti-me perdida. Naquele instante fui inundada por imagens de pessoas em cadeiras de rodas. Eu não sabia quase nada a respeito de EM. Por isso, como tantos outros pacientes com essa doença, iniciei uma jornada para me informar.

Nunca me esquecerei do primeiro livro que encontrei sobre esclerose múltipla. Era muito técnico. Explicava toda a teoria sobre a doença e no que consiste a desmielinização. Àquela altura, porém, eu não estava preocupada com o que era a EM e o que ela podia fazer comigo. Eu já sabia o que a doença estava me custando. E estava com medo. O que realmente queria saber era: "Por que eu?", "O que faço agora?" e "Como convivo com isso?". Os únicos livros que pude encontrar sobre o "como" dessa situação traziam questões relativas a como escolher uma cadeira de rodas ou como usar um cateter. Lembro de ter pensado, enquanto folheava um desses volumes, "Nossa, isto ainda vai ficar muito feio!".

A esclerose múltipla pode ser devastadora e ter uma dimensão muito maior do que qualquer um é capaz de enfrentar. Há alguns meses, percebi a necessidade de ter um livro que não só tentasse responder às questões informativas, mas também fosse capaz de oferecer uma perspectiva positiva para se abordar essa doença. Eu estava lendo um artigo da Associated Press sobre o dr. Kevorkian, o dr. Morte. Segundo esse artigo, vinte dos 39 pacientes cujos suicídios ele ajudou a realizar sofriam de EM! Imediatamente me dei conta do tamanho do poder de destruição dessa doença. Aquelas pobres almas estavam tão fatigadas e esgotadas, enfrentando todos os dias aquela mesma enormidade, que não queriam mais viver – elas queriam uma saída.

Eu realmente acredito que, às vezes, as pessoas podem ter em mãos mais do que conseguem manejar. Assim como os pacientes do dr. Kevorkian, muitos de nós talvez tenhamos pela frente mais do que somos capazes de enfrentar. A vida pode ser muito difícil, às vezes até mesmo insuportável. E a EM aumenta consideravelmente esse fardo.

Desses pensamentos nasceu a ideia deste *Esclerose múltipla:* respostas tranquilizadoras para perguntas frequentes. Este livro se destina a responder a algumas perguntas básicas sobre EM, oferecendo sugestões sobre o que fazer, a quem procurar, o que ler etc. O material está dividido em três partes.

A Parte I conta minha história. Acho muito útil ler a história de qualquer pessoa acometida por EM, pois não só ajuda a nos instruir sobre a progressão da doença em outros casos, mas também nos aponta as semelhanças com o nosso. Muitas pessoas com EM sentem-se frustradas quando, finalmente, recebem esse diagnóstico. E, embora haja ampla variedade de sintomas de EM, também há similaridades entre os processos de todos os pacientes. Acho que ajuda conhecer as histórias de outras pessoas e saber que elas também sofrem com os mesmos problemas que você.

Por exemplo, durante muitos anos e, ainda agora, sofro com uma perturbação da visão. Eu enxergo o que chamo de "gotas de chuva", pontos borrados que parecem gotas d'água que caíram nas lentes dos meus óculos. Mas o que mais me preocupa e me deixa frustrada são as "linhas" diante dos meus olhos. São literalmente centenas de linhas finas como cabelo, paradas, que cruzam meu campo visual. A sensação é de estar vendo as coisas através de uma rede. Uma vez tentei explicar essas linhas para um oftalmologista. Ele realmente não entendeu e desconsiderou o que eu relatei, dizendo que era um "engano". Depois, li a história de outra paciente com EM e ela falava de "teias de aranha" que apareciam em seus olhos. Era exatamente isso que eu tinha! Após ler a descrição que ela fazia, soube que não estava ficando maluca. Essas linhas eram realmente uma sequela da EM. Da mesma maneira, espero que você, ao ler a minha história, consiga compreender algum sintoma misterioso que está experimentando nessa doença estranha e imprevisível.

A Parte II consiste em perguntas e respostas organizadas em oito capítulos: "Definindo a esclerose múltipla", "História e estatísticas", "Sintomas", "Diagnóstico e exames médicos", "Tratamento", "Questões familiares", "Mudanças no estilo de vida" e "Outras questões relevantes sobre EM". Tentei incluir algumas perguntas que não se encontram em outros livros. Também me preocupei em manter as respostas curtas e objetivas.

A Parte III é minha seção de Sugestões. Contém informações para pessoas que ainda não foram diagnosticadas com EM, mas que acham que têm essa doença. "Vinte coisas para fazer se você tem EM" apresenta uma lista prática de coisas que você deveria fazer depois de receber esse diagnóstico. Também há sugestões para amigos e familiares.

A EM é uma doença terrível, mas há boas-novas. Em breve, poderemos contar com sua cura! Como um médico me disse um dia, se é para você ter uma doença crônica, a EM é uma das melhores, porque consta da lista elaborada por especialistas como uma das doenças que primeiro conhecerão a cura, nos próximos anos. E agora, com o uso de uma das novas drogas modificadoras da doença, podemos retardar significativamente o avanço desse distúrbio em nosso corpo. Os cientistas também estão fazendo excelentes progressos em seus estudos sobre a regeneração da mielina em camundongos, uma evolução importante para todos que padecem com os danos residuais das crises de EM.

Espero que este livro seja útil para você. Comecemos nossa jornada juntos, com minha história.

PARTE I
Minha história

Todas as pessoas com esclerose múltipla (EM) têm uma história. Desde o aparecimento dos primeiros sintomas até o diagnóstico e as lutas cotidianas, cada dia de um jeito, em geral não são histórias simples, e a minha não é exceção. Como se trata de uma doença muito misteriosa e de difícil diagnóstico, achei profundamente útil ouvir as histórias de outros portadores de EM, e encontrei alguns pontos em comum entre esses relatos e o meu. Descobri que todos sofrem, com as mesmas frustrações e os mesmos medos, quando têm de enfrentar a EM. Também conheci histórias incríveis de força e esperança. Há um grande número de pessoas lindas, maravilhosas, com EM. Ao compartilhar nossas histórias estabelecemos vínculos, laços de amizade que nos permitem seguir em frente com a nossa luta contra essa doença. Em vez de sermos um grupo "de dar dó", encontramos respostas para nossas perguntas, sugestões para nos adaptar à doença e enfrentá-la, e coragem. Recebemos incentivo e encorajamento de quem também está no mesmo barco.

Tenho EM há sete anos, embora só tenha recebido o diagnóstico definitivo há três. Foram quatro anos e dez médicos até finalmente chegar a uma resposta conclusiva. Pelo que li, isso é bastante comum.

Antes de 1995, eu era uma pessoa saudável e forte. Terminei a faculdade, com mestrado em música, e durante cinco anos dei aulas nessa área. Então, voltei a estudar e fiz outro mestrado, desta vez em comunicação. De 1990 a 1999, trabalhei como redatora do serviço de relações públicas de uma empresa em Atlanta, listada entre as quinhentas mais da *Fortune*. Adorava meu trabalho. Embora ficasse longas horas ali, achava tempo para me exercitar. Aliás, havia até quem me considerasse fanática por exercícios. Eu malhava o tempo todo. Do início dos anos 1980 até me casar e engravidar pela primeira vez, em 1992, fazia duas horas de exercícios físicos todo dia, entre caminhadas, aeróbica, treino com pesos, natação e esteira. Era realmente ridículo o tempo que passava na academia. Em retrospecto, posso dizer que não tinha uma vida de verdade. Eu trabalhava e depois ia me exercitar. Em 1992, fiquei grávida pela primeira vez e entrei em trabalho de parto prematuro. Por isso, fiquei em repouso compulsório por cinco meses, o que significou um considerável retrocesso na minha rotina de exercícios físicos. Depois que minha filha nasceu, retomei essa rotina e voltei a entrar em forma. Em 1994, engravidei pela segunda vez e novamente tive de ficar em repouso. Até setembro de 1995, poucos meses antes que minha segunda filha nascesse, minha saúde ia muito bem. Eu estava bastante forte e ativa e tinha energia de sobra. Mas isso iria mudar rapidamente.

Em 1995, morava em Atlanta, na Geórgia, com meu marido, Danny, e nossas duas filhas, quando comecei a perceber que caía no sono durante o dia. Eu adormecia de repente, enquanto estava falando, andando ou fazendo alguma outra coisa. Quando isso me acontecia, eu pensava: "Nossa, devo estar realmente cansada para cair no sono desse jeito!". Até que, um dia, tive um desses episódios de cair repentinamente no sono enquanto dirigia pela rodovia. Se, alguma vez, você já esteve em Atlanta dirigindo na I-75, sabe que experiência inacreditável isso pode ser: cinco ou seis pistas de tráfego com carros praticamente colados um no para-choque do outro, todo mundo andando a 90 km/h ou mais. Ali não é bem o lugar para se ter um problema de saúde! Esse meu episódio de sono repentino durou um pouco mais que o normal, o que me fez zanzar entre as pistas. Consegui ir desviando até o acostamento, parei e fiquei ali petrificada, com o coração batendo na cabeça e os carros zunindo ao meu lado, em uma fila incessante. Naquele momento, concluí que precisava ver um médico por causa dessa exaustão. Eu não sabia de nada...

Marquei uma consulta com meu clínico geral. Disse que estava caindo no sono durante o dia – enquanto trabalhava no computador, andava e até dirigia. Contei o episódio na I-75 e ele arregalou os olhos. Imediatamente me encaminhou para um neurologista. Fui a esse especialista na semana seguinte e ele marcou um eletroencefalograma (EEG) para examinar os padrões de minhas ondas cerebrais. Quando veio o resultado desse exame, ele me deu uma informação surpreendente: "Você não está caindo no sono", disse. "Está tendo convulsões. Pequenos ataques ou crises de ausência. Cerca de cem por hora.". Fiquei ali, com Danny, em estado de choque. O neurologista diagnosticou-me como epiléptica e prescreveu remédios para as convulsões.

Danny e eu fomos para o carro em silêncio. Quando estávamos sentados, virei-me para ele e perguntei: "Como é ser epiléptica?". "Você não é", respondeu sabiamente meu marido. Com base em nosso limitado conhecimento sobre crises epilépticas, sabíamos que elas não aparecem simplesmente do nada. Você nasce com esse problema, ou ele é resultado de um tumor ou de algum tipo de acidente. Nenhuma dessas condições cabia no meu caso. Então, achamos melhor consultar outro neurologista, antes que eu começasse a tomar aqueles remédios. Na época em que fui à consulta com o segundo especialista, um mês depois, as crises de sono tinham desaparecido completamente. Um mês antes, eu tivera ataques epilépticos documentados. Agora, não tinha mais nenhum. O segundo neurologista não tinha explicação para os ataques, exceto que poderiam ter sido causados por estresse ou algum desequilíbrio hormonal resultante do nascimento de minha segunda filha.

Daí em diante, nunca mais me senti realmente "bem".

Em maio de 1996, nós nos mudamos para Grand Rapids, Michigan, e montei uma pequena empresa de relações públicas, trabalhando em casa. Em setembro daquele ano, um dia acordei sentindo que minha perna esquerda estava "fraca". A sensação era como se eu tivesse tomado uma anestesia epidural parcial. Eu podia andar, mas mancava de leve. Tive grande dificuldade para subir as escadas e não conseguia passar por cima da grade para bebês que tínhamos ali, sem erguer a perna com a mão. Fui ver nosso clínico geral em Grand Rapids. Nunca esquecerei aquele exame. Tive a impressão de que ele examinava com cuidado os reflexos de minha perna esquerda. Depois de dar pancadinhas nela muitas vezes, endireitou-se, coçou o queixo, ficou olhando para ela fixamente algum tempo. Depois repetiu todo o procedimento outra vez. Então, deslizou o martelinho de borracha pela sola do pé esquerdo. Isso ele também repetiu muitas vezes e, enquanto fazia esse teste, resmungava para si mesmo: "Alguma coisa aqui não está certa. Não mesmo.". Talvez ele tenha sido o primeiro a suspeitar de alguma coisa, embora não me dissesse do quê. Em seguida, encaminhou-me para uma consulta com um famoso neurologista da cidade, que realizou um exame extenso. Quando terminou, este médico me disse que me vestisse e esperasse no consultório. Quando ele entrou, tinha uma caixa de lenços de papel na mão, que colocou à minha frente. Então disse: "Você vai querer usar agora ou depois?".

"Depende do que o senhor tem para me dizer", respondi. Ele, então, explicou que eu tinha um problema neurológico afetando todo o meu corpo, não só a perna (embora esta fosse mais atingida). "Ou você tem um tumor cerebral ou EM", foi seu diagnóstico curto e grosso. "Vamos fazer uma ressonância magnética para saber exatamente." Saí dali em estado de choque, indignada com a insensibilidade dele e com medo do futuro. No momento em que fui para a ressonância magnética, duas semanas depois, o problema na minha perna já tinha desaparecido. Para minha surpresa (e do médico), o resultado do exame foi normal. "Ainda acho que você tem EM e quero fazer exame de liquor", ele disse quando fui vê-lo na consulta de retorno. Naquela altura, minha perna parecia bem e eu nem estava assim tão impressionada com o médico. A história toda tinha sido uma grande dor de cabeça, de modo que a última coisa que queria era mais uma dor nas costas. Eu esperava que aquele tivesse sido apenas outro acontecimento sem pé nem cabeça e preferi não fazer o exame de liquor. Também jurei que nunca mais procuraria aquele médico.

Seis meses depois, em fevereiro de 1997, consultei outro clínico geral, queixando-me de fadiga e fraqueza muscular. Ele me enviou para um especialista em medicina interna que então fez outra ressonância, exames de potencial evocado, mais um EEG e o temido exame do líquido raquidiano. Todos os resultados foram normais. Ele disse que não tinha conseguido achar "nada errado" comigo.

Um mês depois, voltei a esse médico queixando-me de aumento da fadiga, dormência nos braços e pernas e fraqueza muscular. Ele conversou comigo e disse que realmente não era capaz de encontrar nada errado. Disse que eu não tinha EM, mas que talvez tivesse uma doença mista, afetando o tecido conjuntivo. Naquela época não achei que ele estivesse realmente me levando a sério, e, então, decidi que ele também entraria na minha lista dos médicos que nunca mais procuraria.

Depois de alguns dias, acordei com a mão esquerda completamente inerte. Entrei no chuveiro e estendi a mão para pegar o frasco do xampu, que caiu por entre os dedos. Fiquei ali em pé, sentindo os fios de água caindo na minha cabeça e se misturando com as lágrimas que escorriam por meu rosto. Várias vezes tentei levantar o xampu e não consegui. Foi assim que me dei conta de que aquilo não era mais um acontecimento sem sentido. Não estava imaginando coisas. Não era um pesadelo.

Três dias depois, voltei para nova consulta com o clínico geral. A dormência na minha mão e a falta de força – que, como sei agora, são um episódio de EM – duraram exatamente duas semanas. Como eu não queria consultar outra vez o especialista em medicina interna, o clínico recomendou que eu passasse na Clínica Mayo.

Organizar uma ida até a Clínica Mayo não é exatamente uma coisa simples. É preciso providenciar o envio de todos os exames e testes clínicos, sem mencionar a viagem de avião e a hospedagem em algum hotel. Finalmente, em abril de 1997, embarquei em um avião para Rochester, Minnesota. Passei uma semana lá. Entre idas a médicos e exames de laboratório, pesquisava o que estava errado comigo. Na época da minha consulta, eu tinha poucos sintomas. A dormência na minha mão tinha desaparecido. Eu só sentia um pouco de entorpecimento, formigamento e fadiga. Todos os exames anteriores – ressonâncias, líquido raquidiano, exames de potencial evocado, EEG – tinham se mostrado normais. Após uma bateria de testes e consultas com uma neurologista, ela me encaminhou para um psiquiatra. Depois de passar menos de uma hora comigo, ele disse que eu estava sofrendo de depressão pós-parto, causada pelo nascimento de minha segunda filha, um ano antes. "Mas não estou deprimida!", respondi com raiva. "Sim, eu sei. E é por isso que estou chamando o quadro de depressão puerperal *atípica*." (Olha, se eu não estava deprimida antes dessa consulta, com certeza fiquei depois.)

Para mim foi muito desanimadora a viagem até a Clínica Mayo. Quando regressei para casa, contei para Danny de novo (eu já tinha conversado com ele todas as noites) o que tinha acontecido e qual fora o diagnóstico dos médicos. Lembro-me de que estava sentada na cama, com a prescrição do antidepressivo nas mãos, que não fora buscar. Minha sensação era de que ainda não havia recebido o diagnóstico correto. "Eles estão enganados, Danny", eu disse. "Não estou com depressão puerperal."

"Beth", ele começou delicadamente, "eles são da Clínica Mayo. Não podem estar errados." Mas algo me dizia que estavam errados, sim. E agora, depois de todas as horas que passara pesquisando na Clínica Mayo, tinha o meu próprio diagnóstico para a suspeita daquela enfermidade: esclerose múltipla. Embora ainda não estivesse diagnosticada, eu sabia que era a causa de todos os meus sintomas. Eles apontavam nessa direção. Devido a todos os problemas que tivera com médicos, resolvi desistir de pedir ajuda a eles e apenas esperar que os sintomas sumissem por si. Mas a EM não funciona desse modo.

Um ano depois, no verão de 1998, acordei um dia me sentindo ótima. Estava me maquiando diante do espelho e lembro de ter-me olhado e pensado: "Hoje estou me sentindo bem!", enquanto aplicava o delineador. Mas então parei e olhei direto nos meus olhos: "Não, não estou me sentindo bem, estou me sentindo normal.". Essa era a primeira vez em quatro anos em que me sentia normal. Descobri que estava grávida uma semana depois. Senti-me maravilhosamente bem durante toda a gestação – inteiramente livre de todos os sintomas anteriores, nem mesmo a fadiga tinha voltado! Foi uma época deliciosa.

Em fevereiro de 1999, dei à luz meu filho. Tudo correu bem, embora imediatamente depois eu começasse a sentir fadiga de novo. Pensei que fosse apenas o cansaço da falta de sono e de amamentar à noite. Esperava, sem razão para isso, que não fosse o velho monstro atacando mais uma vez. Enquanto isso, minha pequena empresa caseira de relações públicas estava em maus lençóis. Era especialista em comunicação em crises, e muitas vezes ficava horas e horas trabalhando durante uma crise. Para atender a um cliente, um dia, tive de voar até Tennessee e, quando cheguei lá, estava em um estado tão grande de exaustão que mal consegui caminhar pelo terminal. Após trabalhar apenas duas horas, conversando com repórteres, disse para o cliente que estava passando mal e voltei para o hotel. Embora no dia seguinte tivesse trabalhado durante catorze horas, comecei a perceber que não conseguiria manter esse ritmo. Passei a questionar tudo que constituía a minha vida. Ainda que adorasse meu trabalho, ele me obrigava a ficar longe de meus filhos mais do que eu queria. Na melhor das hipóteses, estava sendo uma mãe de mentirinha. Comecei a questionar seriamente se o campo das relações públicas era realmente onde queria estar.

Enquanto isso, o monstro continuava atacando meu corpo. Em agosto de 1999, queimei a mão no forno. Estava cuidando de uma carne assada e, na pressa, deixei cair a luva térmica. Agarrei as grades de metal do forno com a mão nua e não senti dor. Eu podia sentir que estavam quentes, mas não a ponto de queimar (embora o forno estivesse regulado para grelhar). Quando puxei a mão, havia vergões onde eu tinha segurado nas grades. Lembro-me de olhar para aquelas marcas compridas e pensar: "Sua idiota. Você se machucou. Ponha a mão debaixo d'água!". Essa experiência foi uma lâmpada que se acendeu em minha cabeça. Naquele momento, percebi que devia ter sentido dor, que me ferira e que, por algum motivo, meu corpo não pudera sentir isso.

Também, em agosto de 1999, houve outro momento muito significativo em minha vida. Meu cliente número-um (que era maravilhoso) aposentou-se, mas a pessoa que o substituiu não pareceu muito interessada em continuar usando meus serviços. Embora eu tivesse conquistado diversos prêmios para sua companhia, ela parecia relutante. Naquele mês, viajei até Atlanta para lhe apresentar uma proposta. Após meros 45 minutos, percebi que ali tudo estava acabado e agradeci a ele pelo tempo que despendera. Então, nas seis horas seguintes, fiquei andando por Atlanta. Tinha acabado de perder meu principal cliente. Seriam necessários pelo menos seis outros clientes para compensar o volume de trabalho que ele tinha representado. Eu sabia que não tinha energia nem para prospectar novos clientes nem para dar seguimento ao trabalho. Era o fim. Minha empresa estava falida. No dia seguinte, voltei para Grand Rapids.

Dois dias depois, recebi um telefonema de alguém da rede municipal de ensino da cidade. Anos antes, quando tínhamos acabado de nos mudar para lá, eu me inscrevera para dar aulas, e agora tinham encontrado minha petição. Havia uma vaga para professor de música. O trabalho começaria na segunda-feira seguinte. Estava interessada? Não estava. Há muitos anos tinha desistido de lecionar música. Tinha sido desrespeitada e desvalorizada por vários diretores. Mas amava meus alunos. Seria essa a resposta? Com alguma relutância, voltei a ser professora de música do sistema municipal de ensino de Grand Rapids, um distrito escolar interurbano muito pobre. Rapidamente descobri que adorava ensinar. Adorava meus alunos e, para minha grande surpresa, eles pareciam gostar de mim.

Então, em dezembro, fiquei cega de um olho enquanto dava uma aula. "Ah, não! Qual é, agora?" Encerrei a atividade imediatamente e outra vez telefonei para meu clínico geral. Ele me mandou para o hospital. Após encontrar alguém para cuidar das crianças, meu marido foi ao meu encontro. Fizeram outra ressonância, exame de sangue e uma tomografia. Então, depois de tudo isso, sentamos e esperamos. Durante mais de cinco horas, ninguém veio falar conosco. Nenhuma enfermeira, nenhum médico. Finalmente, depois da meia-noite, um médico jovem – o chefe do pronto-socorro – abriu a porta. Olhei para Danny e ele olhou para mim. Estavam mandando o supercacique. Isso não estava cheirando bem. "Você pode ir para casa." "O quê?", quase gritei de tanta surpresa. "Eu tive alguma enxaqueca esquisita ou algo parecido?" "Não", ele disse suavemente e segurou a minha mão. "Acho que você tem EM, Beth." Lembro-me de olhar para o teto e pensar: "Bingo!". "Esse é o seu diagnóstico?", perguntei. "Não", ele respondeu. "Isso só os verdadeiros especialistas poderão fazer. Vou encaminhar você para uma consulta com um ótimo neurologista. Ele é uma boa pessoa e excelente no que faz. Você vai gostar dele."

Uma semana depois, Danny e eu ficamos sabendo que aquele médico estava certo. O novo médico era gentil e atencioso – e nem um pouco arrogante. Gostei dele na hora. Mas ele também não me deu um diagnóstico conclusivo. Queria fazer mais um exame, outro exame de liquor. No início, eu me recusei. Meu primeiro exame de liquor tinha sido muito dolorido e eu não queria passar por aquilo de novo. "Queremos estar 100% convencidos de que você tem EM, Beth", ele explicou. E, depois, disse que os medicamentos para EM não eram daquele tipo que você pode tomar "só para garantir". São administrados por injeções e podem ter efeitos colaterais, além de custarem mais de US$ 1.200 por mês. "Quero ter certeza e você também precisa ter certeza", ele aconselhou sensatamente. Assim, muito a contragosto, concordei em fazer o exame.

Embora desagradável, essa segunda vez foi "mamão com açúcar" se comparada à primeira. Fui para casa e descansei, imaginando o que o neurologista me diria na nossa próxima consulta, em duas semanas. Às cinco da tarde, a enfermeira dele me ligou: "O doutor gostaria de ver a senhora amanhã, às 8 horas. Ele pediu que seu marido também viesse.". Nem preciso dizer que não dormi naquela noite.

No dia seguinte, Danny e eu estávamos na sala de espera quando o médico surgiu na porta do consultório e nos convidou a entrar. Ele se sentou atrás da mesa, nós na frente, e os três nos entreolhamos em silêncio. Eu tinha esperado tanto tempo para ouvir o que ia ouvir que não queria pôr palavras na boca de ninguém. "O exame do liquor registrou uma anormalidade", ele começou. Mais uma vez, todos permanecemos calados. Por fim, ele disse: "Você tem EM, Beth". Afundei na cadeira, sentindo-me profundamente aliviada.

Meu marido, entretanto, parecia confuso. "O senhor quer dizer que é possível que ela tenha EM?"

"Não, isso é definitivo. Ela tem EM", o médico reafirmou.

Finalmente! O momento pelo qual eu tanto esperara. Após dez médicos, eu tinha um diagnóstico! Voltamos para casa com folhetos de fabricantes de Copaxone, Avonex e Betaseron.

Dizer isto pode parecer estranho, mas depois do diagnóstico eu fiquei empolgada! Sentia-me profundamente aliviada por saber, enfim, o que havia de errado comigo, por saber que eu não estava enlouquecendo e que poderia receber ajuda para combater essa doença! Para mim era muito importante ser capaz de lutar. Sempre fui guerreira e sempre é difícil lutar contra uma coisa que você não pode ver. Agora, eu sabia o que tinha pela frente. O quadro tinha um nome. Eu podia lutar.

Comecei a batalha escolhendo um medicamento recomendado para combater a EM. Entrei para a Sociedade Nacional de Esclerose Múltipla dos Estados Unidos e passei a me envolver em sua atuação em âmbito local. Também comecei um programa de exercícios. E continuo trabalhando como educadora musical, embora agora somente três dias por semana.

As coisas não são fáceis para mim. Tenho dias bons e outros difíceis. Em maio de 2000, tive meu pior ataque e usei bengala por três meses. Já fiquei seis vezes cega do olho direito. Esses episódios duram de três a seis semanas cada um. Embora minha visão tenha retornado, sofro com seus efeitos residuais. Aparecem halos em volta de luzes (como faróis de carro, televisores e lâmpadas), o que torna impossível para mim dirigir à noite, além de linhas e pontos disformes, como disse antes. Esses problemas visuais parecem ser permanentes. Além da fadiga e da leve sensação de dor que me acompanham todos os dias, a deficiência visual é provavelmente o que mais me deixa frustrada porque todo dia sou obrigada a ver o mundo por trás de uma rede.

No geral, começando em 1995, meus sintomas foram:

- fadiga generalizada (meu maior problema);
- fraqueza muscular generalizada (dificuldade para subir escadas às vezes; canso-me com facilidade);
- entorpecimento e formigamento de mãos e pés;
- crescente enrijecimento e rigidez do corpo todo;
- pontadas e dores agudas diárias – geralmente na mão e no pé esquerdos (a sensação é a de ter levado um choque ou uma pancada com um martelo de borracha), às vezes também no rosto;
- dores generalizadas pelo corpo, como se estivesse gripada;
- sensações de comichão, que varrem a pele das pernas e dos braços (como se pequenas formigas andassem nela), que pioram à noite;
- incapacidade para suportar calor (fico extremamente cansada após um banho quente de chuveiro ou banheira, e quase incapaz de "funcionar" no calor do verão);
- incapacidade para sentir dor na mão esquerda (a que queimei no forno);
- incapacidade para abrir frascos de vidro e maçanetas com a mão esquerda;
- sensação generalizada de tremor, tontura e desequilíbrio;
- mudanças na forma de andar (agora ando gingando um pouco);

- mudanças evidentes na caligrafia e dificuldade para preencher formulários (eu deveria ter sido médica – agora estou com a caligrafia adequada a essa profissão!);
- perna "boba" (três vezes);
- mão "boba" (uma vez);
- problemas de memória ocasionais (como eu mesma, Danny, minha mãe e alguns amigos percebemos);
- problemas de visão (visão embaçada, halos em volta de focos de luz, linhas verticais e pontos cinza);
- crises de ausência – pequeno mal (duas vezes);
- tremores nas duas mãos;
- depressão, causada pela fadiga.

Mas, embora com todos esses problemas, ainda há um lado bom nisso tudo. Valorizo a vida muito mais do que antes. Faço um esforço real para ser uma mãe melhor e passo mais tempo com qualidade com meus filhos. Valorizo a generosidade dos meus amigos e a delicadeza de desconhecidos. Apesar de ter EM, minha vida é muito melhor e muito mais agradável do que antes. Agora, passemos para a Parte II, a fim de responder às suas perguntas sobre EM.

Parte II
Perguntas & respostas sobre esclerose múltipla

DEFININDO A ESCLEROSE MÚLTIPLA

O que é esclerose múltipla?

Uma pergunta mais fácil poderia ser: "O que não é esclerose múltipla?". A EM apresenta numerosos sintomas e pode ser muito difícil de ser diagnosticada. Para ajudar a tornar sua definição um pouco mais didática, eu a dividi em quatro pontos importantes. A EM é:

- *Uma doença crônica.* Doença crônica é aquela que não coloca a vida em risco, que simplesmente não acaba e para a qual (ainda) não há cura.
- *Uma doença do sistema nervoso.* A EM envolve três áreas do sistema nervoso central: o cérebro, a medula espinhal e o nervo óptico.
- *Uma doença potencialmente debilitante.* Isso quer dizer que a EM às vezes pode impor restrições ao paciente.
- *Provavelmente uma doença autoimune.* Doença autoimune é aquela em que o sistema imunológico do organismo dispara ataques contra si próprio. No caso da EM, o corpo ataca a capa de mielina que protege os nervos. A mielina é como uma camada de isolante que reveste os cabos elétricos – os cabos elétricos aqui são seus nervos. A EM destrói a mielina. Quando ela desaparece, é substituída por cicatrizes, ou tecido "esclerótico". Quando a mielina acaba, as mensagens não podem ser recebidas. Isso costuma ocorrer em muitos pontos do sistema nervoso, por isso o nome *esclerose múltipla*.

O que causa a EM?

Essa é uma pergunta fundamental no estudo da EM. Os cientistas delimitaram as causas da doença em onze áreas de origem:

Tóxica. Ao longo de várias décadas, numerosas pesquisas foram realizadas para estudar as toxinas presentes no meio ambiente. Até o momento, todas foram eliminadas como causadoras da EM. (Um dos exemplos de doenças dessa categoria é o enfisema pulmonar. Essa obstrução pulmonar crônica é uma doença causada pelas toxinas encontradas em cigarros ou charutos.)

Vascular. Há muitos anos, os médicos pensavam que a EM estivesse relacionada a deficiências na circulação sanguínea. Atualmente, com o avanço da tecnologia médica, sabemos que os pacientes com EM têm o mesmo sistema vascular do restante da população. (Dois exemplos dessa categoria são a doença da artéria coronária e a doença de Raynaud.)

Metabólica. Há inúmeras teorias sobre desequilíbrios químicos no corpo. Se você fizer uma busca sobre EM na internet, verá centenas de listas de curas "garantidas" para algum tipo de desequilíbrio químico ou hormonal. A verdade é que, até o momento, a ciência tem descartado fatores nutricionais e hormonais como causa da EM. Que se saiba, não há evidências de causas metabólicas para a EM.

Hereditária. Estudos recentes têm comprovado um aumento discreto no número de casos de EM nas famílias, o que talvez seja explicado pelo fato de os membros de um grupo familiar serem possivelmente expostos ao mesmo vírus. Também pode ser porque as crianças herdam suscetibilidade genética para a EM. Um estudo canadense com gêmeos, em 1986, descobriu que 26% dos gêmeos idênticos tinham EM, ao passo que apenas 2,3% dos gêmeos fraternos apresentavam essa doença.

Congênita. Doença congênita é aquela com que a pessoa nasce. Não nascemos com EM; ela surge mais tarde. A maioria das teorias sobre o fator congênito tem sido descartada como causa da EM. (Doenças congênitas incluem, por exemplo, fibrose cística e paralisia cerebral.)

Degenerativa. São doenças degenerativas aquelas em que uma ou mais partes do corpo começam a morrer por causas desconhecidas (a doença de Alzheimer pertence a essa categoria). A EM também costumava pertencer a essa classe, mas, agora, como se acredita que seja causada por uma infecção ou alergia, foi retirada da categoria. (Outros exemplos de doenças degenerativas são doença de Parkinson e Esclerose Lateral Amiotrófica [ELA].)

Psicogênica. Doença psicogênica é aquela desencadeada por um fator estressante emocional. Não se considera que a EM tenha origem psicogênica, embora alguns pensem que o estresse possa ser um fator no curso dessa enfermidade. (O Distúrbio de Estresse Pós-Traumático [DEPT] é um tipo de doença psicogênica. Por exemplo, uma mulher que tenha sido vítima de abuso sexual na infância pode vir a ter tremores ou crises epilépticas na idade adulta.)

Tumores. Nunca foram considerados suspeitos de causar EM. Às vezes, porém, esta doença pode ser confundida com um tumor cerebral porque em ambos os casos os pacientes apresentam os mesmos sintomas.

Trauma. Assim como a categoria psicogênica, o trauma não é considerado causa da EM. Contudo, acredita-se que um trauma possa desencadear um ataque.

Infecção. Nos últimos cem anos, aproximadamente, os cientistas têm desconfiado que uma infecção bacteriana ou um vírus causa a EM. No início, as suspeitas recaíam sobre a tuberculose ou a sífilis, mas atualmente ambas foram descartadas como causa da EM. As pesquisas com o líquido raquidiano de pacientes com EM têm demonstrado altos títulos (forças) de anticorpos para o vírus da rubéola (que causa o sarampo), do herpes simples e da doença de Epstein-Barr, entre outras. Uma pesquisa de 1985, feita no Instituto Wistar da Filadélfia, apontou o envolvimento de um retrovírus, o vírus T-linfotrópico tipo 1 (HTLV-1). Em 1997, os pesquisadores do Instituto Nacional de Ataques e Distúrbios Neurológicos dos Estados Unidos, em Maryland, divulgaram que seus estudos tinham constatado alta incidência de anticorpos do vírus do herpes humano tipo 6 (HHV-6) em portadores de EM. Essa pesquisa indicou que o vírus do herpes, que causa a doença infantil chamada roséola, poderia ser o culpado. Analisando 36 pacientes com EM, foi comprovada a presença de anticorpos do HHV-6 em 2/3 deles. Outros estudos têm apontado a clamídia pulmonar como causa da EM. Mais recentemente, os pesquisadores descobriram uma possível ligação entre o vírus de Epstein-Barr e a EM.

Alergia. Quando a gente pensa em alergia, logo imagina alguém espirrando perto de um gato, ou alérgico a pó ou mofo, ou talvez alguém fatalmente alérgico a amendoim. Essas são alergias a fatores ambientais. No caso de pacientes com EM, os cientistas acreditam que tenham se tornado alérgicos a determinados tecidos de seu próprio corpo. Eles supõem que, por causa de algum problema com as células B ou T, o corpo do paciente começa a produzir anticorpos que atacam os tecidos saudáveis, neste caso, a mielina. Isso se chama autoimunidade. (Outros exemplos de doenças autoimunes incluem artrite reumatoide, lúpus e miastenia grave.)

Resumindo todas essas informações, podemos dizer que, neste momento, o consenso aceito a respeito de como alguém adquire EM contém os seguintes elementos:

- há discreta suscetibilidade genética à EM (não há somente um gene da EM, mas vinte locais do DNA desses pacientes que podem ser responsáveis pela doença);
- a causa mais provável da EM é uma exposição precoce ao vírus (cujo período de latência pode ser de vinte anos);
- há algum tipo de "gatilho" que, basicamente, "aciona o interruptor";
- a EM resulta de um problema no sistema imunológico (possivelmente uma produção anormal de células B ou T), no qual as células imunológicas do corpo atacam sua própria bainha de mielina.

A título de ilustração, um cenário *possível* para o aparecimento de um quadro de EM seria:

- a pessoa herda a predisposição genética para a EM (hereditariedade);
- ela contrai um vírus, quando criança, talvez o da catapora ou do sarampo, por exemplo (infecção);
- cerca de vinte anos depois, é exposta a um fator "gatilho" (pode ser o mesmo vírus);
- por causa de um problema imunológico com as células B ou T (desconhecido até então), a mielina é atacada (autoimunidade) e começa a EM.

Fica fácil ver como a EM é complicada e quantos fatores devem existir para que essa doença se desenvolva. Espero que isso esclareça um pouco mais por que tem sido tão difícil encontrar a cura para essa doença.

Mas algumas doenças não podem ter mais de uma causa?

Sim, muitas podem. O câncer, por exemplo, pode ser causado por exposição a toxinas químicas, radiação ou vírus. Também é considerado doença genética porque a informação que determina o que as células fazem e como crescem se encontra nos genes. É possível que a EM tenha mais de uma causa e que venha a ser classificada em mais de uma categoria, possivelmente genética, infecciosa ou alérgica.

Por que ocorre a EM?

Há textos e mais textos sobre este tópico nos periódicos médicos, muito mais informação do que jamais seria possível incluir aqui. A verdade é que ninguém sabe ao certo por que a EM ocorre e o que há de errado no corpo. No momento atual, acredita-se que os linfócitos T poderiam ser os responsáveis.

Também conhecidos como células T, eles são usados pelo corpo para combater as principais doenças. São as armas poderosas – as "ogivas nucleares" do corpo. Por alguma razão, quando a pessoa tem EM, esses linfócitos T atacam a mielina como se ela fosse um agente invasor. Durante uma exacerbação da EM, podem ser encontrados níveis anormais de células T no líquido espinhal do paciente. No entanto, uma nova pesquisa feita por cientistas da Universidade da Califórnia sugere que os culpados de fato podem ser as chamadas células B, que produzem os anticorpos. Esses anticorpos se fixam na capa de mielina quando ela começa a ser destruída.

Atualmente, pensa-se que a EM seja uma doença autoimune. Ainda não se sabe por que o sistema imunológico ataca a bainha de mielina. Sendo a causa desse distúrbio as células B ou T, ou outro fator ainda não identificado, é essencial que os pesquisadores descubram o que provoca essa doença. Quando a causa for encontrada, a cura estará apenas a um passo.

A EM é semelhante à Aids?

Exceto pelo fato de as duas doenças envolverem o sistema imunológico, não há semelhanças entre elas. A Síndrome da Imunodeficiência Adquirida (Aids) é causada por um vírus: o HIV (Vírus da Imunodeficiência Humana). Ele é transmitido de uma pessoa a outra por meio de fluidos corporais como sangue e sêmen. Por isso, algumas pessoas podem desenvolver Aids, ao passo que outras vivem por muito tempo, mesmo sendo HIV positivo.

Até agora, não há evidências de que a EM possa ser transmitida por contato entre humanos. *Não* existe um vírus da EM, como há o da Aids (o HIV). Entretanto, é possível que uma deficiência na produção de células T ou B seja provocada por um vírus comum, como a doença infantil roséola.

Posso pegar EM do meu marido ou da minha mulher?

Não. Atualmente, *não* existe a menor evidência científica de que a EM seja transmitida de uma pessoa a outra. Uma pesquisa feita em 1995 concluiu que os casos de EM em uma mesma família se deviam a genes em comum e não a uma contaminação de portadores de EM.

Quais são as diferentes categorias de EM?

Os especialistas criaram quatro categorias diferentes de EM. Dentro de cada uma delas, essa doença pode ser leve, moderada ou grave:

- *EM Remitente-Recorrente (EMRR)*. Cerca de 70% a 75% dos casos de EM começam com um quadro de recorrência e remissão. Os pacientes com EMRR passam por períodos definidos de crise e recuperação. Os ataques podem durar desde 24 horas até alguns meses. Em geral, os pacientes recuperam-se plenamente, ou apresentam alguma leve deficiência causada pelo ataque.

  Antes de ser diagnosticada com EM e começar a tomar um dos medicamentos modificadores dessa doença, eu tinha de quatro a doze episódios de EM por ano. Alguns duravam um dia ou dois; outros, duas semanas ou mais. Um episódio, o mais grave que já tive, comprometeu minha perna e minha mão esquerdas e durou três meses. Agora, como resultado dele, convivo com uma limitação funcional nessa mão. Mas, desde que comecei a tomar esses medicamentos há três anos, só sofri dois ataques.

- *Esclerose Múltipla Secundária Progressiva (EMSP)*. Em dez anos, 50% dos pacientes que começaram com EMRR passam a ter a EMSP. Nesta fase, a doença piora de forma acelerada e o paciente apresenta ampla variedade de comprometimentos funcionais. Durante muitos anos, o paciente com EM pode piorar apenas de forma leve ou então rapidamente. Às vezes, a doença atinge um platô, no qual parece manter seu nível de gravidade. Mas com a EMSP o paciente também pode ter ataques ocasionais.

  Em resumo, os pacientes com quadro secundário progressivo começam tendo episódios de recorrência e remissão dos sintomas, durante os quais há períodos definidos de recuperação. Depois, passam a sofrer uma evolução mais acentuada da doença.

- *Esclerose Múltipla Primária Progressiva (EMPP)*. Os pacientes com EMPP começam com um quadro progressivo. Eles não têm períodos definidos de ataque e recuperação. A EMPP pode ter ritmos variados de evolução, passando de leve a grave. Somente 15% dos portadores de EM apresentam esse início.

- *Esclerose Múltipla Progressiva-Recorrente (EMPR)*. Assim como na EMPP, os sintomas do paciente continuam constantes, sem remissão. Entretanto, no caso da EMPR, o paciente também tem irrupções agudas (recaídas ou recorrências). A EMPR só incide em 6% a 10% dos casos de EM.

O que é EM "silenciosa"?

A EM silenciosa, ou benigna, é uma forma da doença que causa lesões, mas não apresenta sintomas neurológicos. Pesquisas recentes estimam que a cada quatro pessoas diagnosticadas com EM, uma tenha EM silenciosa.

O que é um ataque?

Um "ataque" ou "recorrência" de EM é o aparecimento de novos sintomas ou o aumento significativo de sintomas antigos. Para ser caracterizado como ataque, isso deve durar 24 horas ou mais. Novos sintomas indicam inflamação e desmielinização da medula espinhal ou do cérebro. Os termos "exacerbação" e "irrupção" costumam se referir a uma piora dos sintomas existentes. Muitas pessoas usam essas quatro palavras como sinônimos.

O que causa um ataque?

Os pesquisadores ainda não foram capazes de esclarecer o que causa um episódio. Há muitas teorias a respeito, incluindo estresse, infecções, traumas físicos e até mudanças climáticas súbitas. Quando os cientistas descobrirem exatamente o que causa um ataque, a cura estará muito mais próxima.

Por que alguns ataques causam danos permanentes e outros não?

Quando a camada de mielina é atacada, a área próxima fica inflamada. Na maioria dos casos, quando a inflamação acaba, a mielina refaz-se sozinha. Porém, se o ataque for muito intenso, ou se a área tiver sofrido ataques repetidos, a mielina pode ser substituída por um tecido cicatricial e, nesse caso, os sinais neurológicos não são mais recebidos: a lesão é permanente.

O estresse pode desencadear um ataque?

O veredito a esse respeito ainda não foi pronunciado. Muitas pessoas com EM juram que sim. O meu pior episódio ocorreu após eu ter apartado uma briga em uma das escolas onde trabalhava. A situação era potencialmente perigosa e tinha sido estressante ao extremo para mim. Dois dias depois, acordei mancando de uma perna e, depois de uma aplicação intravenosa de esteroides, acabei usando muleta durante três meses.

Segundo o livro *Living with multiple esclerosis* [Vivendo com esclerose múltipla], de George Kraft e Marci Catanzaro, não é o momento do estresse que provoca o ataque, mas este parece ser uma decorrência da situação estressante.

Quando estamos sob estresse, nosso organismo produz altos níveis de adrenocorticoides ou adrenalina. Após um evento estressante, os níveis de adrenalina caem rapidamente e, às vezes, sobrevém um ataque. Acredito que tenha sido isso que me aconteceu depois de ter apartado a briga. Não tive um episódio *durante* o evento estressante, mas sim um ataque significativo alguns dias depois.

Uma doença pode causar um ataque?

Sim. Os ataques ocorrem em geral após uma gripe. O vírus da gripe estimula o sistema imunológico. Febre também costuma vir com a gripe. Juntos, esses fatores podem desencadear uma pseudoexacerbação. Se você tiver gripe ou febre alta, é importante abaixar a temperatura. É imperioso tomar um antitérmico, à base de acetaminofeno, assim como usar com frequência compressas de água à temperatura ambiente.

O que é uma "pseudoexacerbação"?

Esta expressão se refere ao retorno ou à piora de sintomas anteriores que surgiram em decorrência de febre alta causada por alguma infecção. Nesses casos, os sintomas cedem depois que a infecção é tratada com antibióticos. Por exemplo, a visão pode ficar embaçada durante a doença e depois melhorar, à medida que a pessoa se recupera da infecção.

Exercícios podem provocar um ataque?

As pesquisas têm indicado que exercícios físicos não provocam ataques. No entanto, ficar com o corpo muito aquecido durante os exercícios pode causar piora temporária dos sintomas (visão embaçada, fadiga ou fraqueza, por exemplo). Infelizmente, é um ciclo vicioso. Os pacientes com EM podem ficar muito cansados após os exercícios, mas se não se exercitam seus músculos se tornam mais fracos, e então cada movimento custará um esforço ainda maior.

Com base em minhas próprias pesquisas e experiências pessoais, acredito que o exercício seja um dos principais elementos da luta contra a EM, com a medicação. É preciso lutar contra essa doença. Não podemos nos entregar a ela!

O sistema nervoso pode se refazer sozinho após um ataque?

Em certa medida, o sistema nervoso pode se refazer sozinho após um ataque. No entanto, até mesmo as primeiras recaídas, que parecem leves, podem danificar a estrutura dos nervos, e não apenas a bainha de mielina. Se as células nervosas forem seccionadas em duas durante uma dessas recorrências, o dano será permanente e irreversível.

Contudo, há novidades muito excitantes e promissoras para os pacientes com EM que apresentam o que se considerava uma lesão neurológica permanente. Os avanços científicos na reparação do sistema nervoso têm sido consideráveis. Entre as mais recentes pesquisas, temos:

- Pesquisadores liderados pelo dr. Steven Goldman, Ph.D., na Faculdade de Medicina da Universidade Cornell, isolaram oligodendrócitos imaturos no cérebro e essas células podem amadurecer e se tornar células produtoras de mielina. Os testes continuam para averiguar a possibilidade de transplantar essas células produzidas em laboratório para pacientes com EM.
- Com outros cientistas, Goldman também está estudando alguns fatores de crescimento natural que estimulam o cérebro a refazer a mielina danificada.
- O dr. Jeffrey Kocsis, da Universidade de Yale, está estudando células produtoras de mielina transplantadas em camundongos. Até o momento, os resultados obtidos têm se mostrado promissores.
- Um cientista da Clínica Mayo, dr. Moses Rodriguez, relatou que foi bem-sucedida a reconstrução da mielina em camundongos obtida pela injeção de proteínas do sistema imunológico chamadas "anticorpos monoclonais" (ver p. 65).
- A dra. Marie Filbin, do Hunter College em Nova York, adota uma abordagem diferente do problema. Ela está investigando por que os axônios não se refazem. Até agora, descobriu que um componente da mielina, chamado MAG (glicoproteína associada à mielina), pode efetivamente impedir os axônios de se refazerem. Os experimentos da dra. Filbin envolvem os fatores naturais de crescimento chamados "neurotrofinas", verificando se eles conseguem bloquear a MAG e, assim, permitir que os axônios se regenerem.

Como podemos ver, há esperança para nós que sofremos de lesões neurológicas decorrentes da EM. Graças a cientistas como esses, e ao trabalho desenvolvido pela Sociedade Nacional de Esclerose Múltipla dos Estados Unidos, nos próximos dez anos poderemos contar com alguns progressos notáveis na área da regeneração do tecido nervoso.

Quando digo que tenho EM com recorrências e remissões, as pessoas perguntam se estou em uma fase de remissão. Eu não sei responder. Não estou tendo um ataque, mas com certeza não me sinto em remissão.

A expressão "remitente-recorrente" pode ser parcialmente enganosa. As pessoas com esse tipo de EM têm ataques ou recaídas definidas que depois passam. No entanto, poucos pacientes com EM estão em remissão total. Mesmo entre as recaídas, a pessoa pode ter fadiga grave, entorpecimento, formigamento, tontura, dificuldades visuais e vários outros sintomas.

O modo como você responde a essa indagação depende do relacionamento que tem com quem perguntou e do quanto se sente à vontade para dar detalhes de sua vida. Se essa pessoa se mostra genuinamente interessada em saber mais sobre EM, você pode lhe dar mais detalhes: "A maioria dos que têm EM nunca está em remissão. Passam por fases em que a EM está quieta, mas é raro que estejam de fato inteiramente livres de todos os sintomas.". Na maioria das vezes, porém, pode funcionar uma resposta mais simples: "Não. Mas estou fazendo o melhor que posso. Obrigada(o) por perguntar.".

História e Estatísticas

Há quanto tempo existe EM?

Não sabemos com precisão, mas o registro mais antigo pertence ao esqueleto de uma mulher conhecida como Lidwina van Schiedam. Ela viveu na cidade holandesa de Schiedam, de 1380 a 1433. A "estranha doença da virgem Lidwina" é explicada em detalhes no excelente livro histórico intitulado *Multiple esclerosis through history and human life* [A esclerose múltipla ao longo da história da vida humana], de Richard Swiderski.

Quem descobriu a EM?

É difícil saber quem realmente descobriu a EM. Essa doença já existe entre nós há muito tempo. Sabemos, porém, que os médicos têm algum conhecimento sobre EM desde 1838. Desenhos de autópsias feitos nesse ano mostram detalhes de uma doença que hoje sabemos ser a EM.

A pessoa a quem de fato se credita a descoberta da EM é o professor Jean-Martin Charcot, também conhecido como "pai da neurologia". Ele seguiu a evolução do quadro de uma paciente com EM, registrando os detalhes da doença à medida que ela avançava. Após a morte dessa pessoa, ele realizou uma autópsia e descobriu as placas de EM, características da enfermidade.

Quem tem EM?

Os cientistas têm nos ajudado a formar uma boa imagem de quem pode ter EM. Essa doença é:

- mais comum em caucasianos do que em africanos, asiáticos e hispânicos;
- de duas a três vezes mais comum em mulheres do que em homens;
- mais comum em grupos socioeconômicos mais elevados (pelo menos nos Estados Unidos).

Quantas pessoas têm EM?

Nos Estados Unidos, aproximadamente 350 mil pessoas receberam o diagnóstico de EM. Muitas outras pertencem às categorias "provável" e "possível". Segundo a Sociedade Nacional de Esclerose Múltipla dos Estados Unidos, um novo caso é diagnosticado a cada hora.

Em geral, com que idade alguém demonstra sintomas de EM?

A maioria dos pacientes recebe o diagnóstico de EM quando tem entre quinze e cinquenta anos, embora haja casos de crianças menores já identificadas com a doença.

A EM é mais comum em algumas partes do mundo?

Sim, essa doença predomina em certas regiões. A EM é:
- mais comum no norte do hemisfério norte e no sul do hemisfério sul;
- muito menos comum nos trópicos;
- encontrada em altas concentrações entre 40° e 60° de latitude norte.

A suscetibilidade à EM é afetada pelo lugar onde a pessoa cresceu?

Sim. No que diz respeito à chance de vir a ter EM, o local onde a pessoa cresceu é mais importante do que onde ela vive no momento, ou pelo menos serve como melhor fator de previsão da chance de desenvolver a doença. Quem foi criado no norte dos Estados Unidos, mas depois se mudou para o sul, tem mais chance de adquirir EM do que alguém que foi criado em Atlanta [sul dos Estados Unidos], por exemplo, e se mudou para Michigan [norte].

A EM é uma doença herdada?

Em geral, não se considera EM uma doença herdada geneticamente, mas ela realmente é mais frequente em pessoas de uma mesma família. Não se acredita que a doença seja herdada, mas algumas pessoas podem herdar uma predisposição genética para EM. Por exemplo, a mãe que tem EM não transmitirá a doença para seus filhos automaticamente, mas estes podem herdar uma predisposição genética para a doença. Nos Estados Unidos, uma pessoa sem pai ou mãe com EM tem cerca de uma em mil chances de desenvolver EM, ao passo que os parentes de alguém com EM tem uma em cem chances.

Isso posto, para que uma pessoa com predisposição genética para a EM de fato desenvolva a doença, deve ocorrer algum evento desencadeante que efetivamente cause a doença. Por exemplo, a pessoa não herda o alcoolismo de seus pais, mas pode herdar uma predisposição genética para esse problema.

Estudos com gêmeos idênticos têm sido bastante informativos. Tanto com gêmeos idênticos como com fraternos, é possível que somente um deles desenvolva a EM. Porém, há maior probabilidade de que dois gêmeos idênticos tenham EM, em comparação com gêmeos fraternos. Também existe maior probabilidade de que o segundo gêmeo idêntico tenha EM "silenciosa", ou benigna.

Existe um gene da EM?

Não. Pesquisas têm demonstrado que existem cerca de vinte pontos no DNA humano que podem participar da suscetibilidade à EM. Não existe um gene que seja o único responsável pela doença. Ela é muito mais complicada do que isso. Os cientistas acreditam que alguém com EM herde uma determinada *combinação* de vários genes para depois desenvolver a doença. Também se acredita que, dado o envolvimento do sistema imunológico na lesão à bainha de mielina, pelo menos um dos genes da suscetibilidade à EM esteja ligado ao sistema imunológico. (Em 1991, a Sociedade Nacional de Esclerose Múltipla dos Estados Unidos começou um trabalho com um banco de genes de EM, na Universidade da Califórnia. O objetivo desse projeto é buscar genes de suscetibilidade em pacientes com EM.)

Sintomas

Quais são os sintomas da EM?

Quando ler lista a seguir, você verá um dos motivos pelos quais o diagnóstico da EM é tão difícil. Os sintomas de cada pessoa são diferentes e podem se apresentar em qualquer tipo de combinação dos citados abaixo. A EM também pode simular várias outras enfermidades e doenças.

Em suma, os possíveis sintomas de EM incluem (detalharei mais alguns deles nas próximas seções):

- visão dupla ou embaçada;
- perda da visão em um olho;
- dor ao movimentar um olho;
- campo de visão móvel ou "saltitante";
- surgimento de numerosas ou novas moscas volantes (*floaters*) em um ou em ambos os olhos;
- disestesias, ou sensações alteradas, como coceiras, queimações ou "agulhadas e alfinetadas";
- sensação de choque elétrico no pescoço e na coluna;
- parestesias ou dores (também pode ser neuralgia do trigêmeo ou dor facial);
- entorpecimento e formigamento;
- fraqueza em um braço ou perna;
- sensação de corpo "pesado";
- perda da força em alguma parte do corpo;
- pé "bobo" e necessidade de, ao andar, arrastá-lo ou mancar;
- fadiga;
- tontura ou vertigem;
- falta de equilíbrio ou desequilíbrios momentâneos;
- tremores;
- dores de cabeça;
- convulsões;
- comprometimento cognitivo (problemas de memória, confusão mental);
- depressão;

- mudanças na caligrafia (decorrente de falta de controle e de sensibilidade nos dedos e mãos);
- aperto no peito (também chamado "peso no peito");
- paralisia;
- espasticidade (endurecimento involuntário dos músculos e movimentos súbitos ou espasmos);
- fala arrastada;
- problemas de micção e evacuação (incluindo urgência, incontinência e descontrole);
- dificuldades sexuais;
- reflexo de Babinski (indicador neurológico de EM em que o dedão do pé se levanta, em vez de abaixar, quando a lateral do pé é estimulada).

(Observação: esses sintomas também podem apontar a existência de outros problemas. Consulte seu médico se você tem algum deles.)

Que tipo de problemas de visão eu posso ter com EM?

Pessoas com EM podem ter diversos problemas nos olhos. Algumas sofrem de diplopia (visão dupla). Outras têm nistagmo (movimentos involuntários dos olhos). Esses dois problemas geralmente melhoram após um ataque. A neurite óptica também é um problema ocular comum. Nesse caso, ocorre desmielinização do nervo óptico e o paciente pode apresentar visão embaçada, cegueira para cores, pontos cegos e dor ao mover o olho. Frequentemente um dos primeiros sinais de EM é a neurite óptica.

Há pouco tempo meu oftalmologista diagnosticou que estou com neurite óptica. Isso significa que vou ter EM?

Não necessariamente. Segundo o *Inside MS*, a revista da Sociedade Nacional de Esclerose Múltipla dos Estados Unidos, entre 50 e 70% das pessoas com neurite óptica apresentarão EM em dois a quinze anos. Isso significa que entre 30 e 50% das pessoas diagnosticadas com neurite óptica não tiveram EM. Entre os que tiveram EM, a neurite óptica raramente causou cegueira total.

Você mencionou alteração das sensações na lista de sintomas possíveis. De que alterações está falando?

As disestesias, ou sensações alteradas, podem ser:

- sensações de calor, frio ou umidade quando não existe fonte objetiva para causá-las;
- dor dilacerante ou que parece rasgar;
- sensações desconfortáveis, como "agulhadas" e "alfinetadas", choque elétrico (em geral no rosto e no pescoço) ou como se algo se deslocasse pela pele (como se houvesse formigas dentro e sobre a pele);
- aperto no peito, impressão de haver uma faixa apertando-o;
- coceira breve e intensa, chamada comichão paroxísmica.

De tempos em tempos, tenho várias dessas sensações. Em uma ocasião, tive a sensação de que havia uma coisa úmida e quente na lateral de minhas costas. Claro que não havia nada objetivo ali. Essa sensação se manteve durante três dias. Também costumo sentir que alguma coisa está andando em minha pele, em geral à noite. Parece que pequenas formigas andam por dentro do meu corpo.

A disestesia é um distúrbio *neurológico*. Não é uma alergia e não tem natureza psicossomática. Loções com corticosteroides não aliviam esse incômodo. Observação: a comichão paroxísmica pode ser aliviada com medicamentos como hidroxizina ou outro anti-histamínico vendido sem receita.

Pacientes com EM sentem dor?

De acordo com uma pesquisa realizada pelo dr. Yuan Bo Peng, da Universidade do Texas, 55% das pessoas estudadas sentem a chamada "dor clinicamente significativa" em alguma etapa do curso da doença. Aproximadamente 48% (quase a metade) sentem dor crônica.

Entre os tipos de dor estão:

- neuralgia do trigêmeo (dores lancinantes no rosto);
- sinal de Lhermitte (sensação de choque elétrico desencadeada pela flexão do queixo na direção do peito);
- disestesias, ou sensações alteradas, que causam dor, além de desconforto;
- espasmos musculares, tensionamentos e espasticidades dolorosas.

Existem diversos tratamentos à disposição dos pacientes com EM que sentem dor, entre eles:

- medicamentos como gabapentina, oxcarbazepina, difeil-hidantoína, carbamazepina, amitriptilina e também remédios vendidos sem receita como Tylenol, Advil e Motrin;
- drogas anti-inflamatórias como bacofleno, tizanidina ou ibuprofeno, que podem auxiliar na espasticidade;
- fisioterapias à base de calor e massagem, que também auxiliam;
- exercícios, para ajudar a amenizar os enrijecimentos e dores; alongamentos podem ser uma maneira proativa de se manter livre da dor;
- terapias alternativas como ioga, meditação, acupuntura e hipnose;
- em casos de intensa neuralgia do trigêmeo (dores lancinantes na face), às vezes é recomendado um procedimento cirúrgico chamado rizotomia.

Existem muitas outras opções disponíveis para os pacientes com EM que sentem dor. Para mais informações, entre em contato com a Sociedade Brasileira para o Estudo da Dor (www.dor.org.br) e com a Associação Brasileira de Esclerose Múltipla (www.abem.org.br).

O que é espasticidade?

A espasticidade costuma ocorrer nas pernas, mas também pode acometer os braços. Pode incluir tanto movimentos sobressaltados repentinos como contrações e endurecimento dos músculos.

Entre os tratamentos temos:

- medicamentos antiespasmódicos (baclofeno, tizanidina e diazepam);
- exercícios diários de alongamento.

O que é tremor?

O tremor é um movimento rítmico de balanço dos músculos, que não se consegue controlar. O tipo mais comum de tremor relacionado à EM é causado pela perda da mielina nas fibras neuronais do cerebelo (uma parte situada atrás e embaixo do cérebro), em particular na região denominada tálamo, que controla a movimentação da musculatura voluntária e o equilíbrio.

Um dos primeiros sintomas de EM que tive foi um tremor na mão direita. Tremor e fadiga são os dois sintomas que têm me acompanhado desde o começo da doença. O tremor em minha mão direita dificulta-me a escrita (agora, minha caligrafia está praticamente ilegível) e, às vezes, torna-se perceptível aos outros. Percebo que fica pior quando estou cansada ou sentindo muito calor.

Alguns tratamentos possíveis para os tremores são:

- medicamentos, entre os quais clonazepam, isoniazida e evodpa;
- fisioterapia e terapia ocupacional;
- neurocirurgia;
- implante de eletrodos.

O que é vertigem?

A tontura é um sintoma muito comum em quem sofre de EM. Muito menos comum é a sensação de rodopio conhecida como vertigem. Quando as pessoas pensam em "vertigem", elas costumam lembrar-se do filme de suspense *Um corpo que cai*, de Alfred Hitchcock, estrelado por Jimmy Stewart. Nesse filme, Stewart sofre de vertigem por causa de uma experiência traumática. Mas, ao contrário do personagem de Stewart, os pacientes com EM sofrem de tontura e vertigem de origem neurológica, pois esses sintomas são decorrentes de áreas lesionadas no cérebro.

Em geral, os sintomas de tontura e vertigem respondem bem a drogas destinadas ao controle de náusea por movimento, como meclizina, escopolamina, ondansetrona, prometazina, ou baclofeno e diazepam.

(Por favor, observe que a tontura também pode ser causada por outros distúrbios, como infecções de ouvido e tumores. Consulte seu médico se você tem algum desses sintomas.)

E a fadiga? É um sintoma comum de EM?

Fadiga é o sintoma *mais* comum. Segundo a Sociedade Nacional de Esclerose Múltipla dos Estados Unidos, ela ocorre em 80% dos pacientes. Essas pessoas dizem que sua fadiga não se parece com nada que já tenham sentido na vida. Descrevo essa sensação para meus amigos dizendo que é como ter mononucleose. Aquele tipo de cansaço que faz a gente querer deitar no chão e pronto.

Quando eu era mais jovem, antes de ter EM, costumava ter fantasias com os mais lindos astros do cinema. Agora, minha fantasia é descobrir o melhor lugar para dormir: uma rede armada à sombra de árvores frondosas, debaixo de um edredom em uma tarde de inverno, debaixo de um guarda-sol na praia... A fadiga jamais me deixa. Para mim, esse é o maior problema e o que mais me causa agonia. A coisa mais difícil para mim é não poder participar de alguma atividade agradável porque estou cansada demais e preciso descansar. Às vezes, penso que estou jogando minha vida fora de tanto que preciso dormir.

A intensa fadiga associada à EM parece ser exclusiva dessa doença e está relacionada com a lesão da bainha de mielina. Em alguns casos, essa fadiga chega a incapacitar totalmente a pessoa.

Que tipo de comprometimento cognitivo a EM pode causar?

Como a EM geralmente ataca o cérebro, pode afetar muitas partes do pensamento, da memória e das emoções. Na maioria dos casos, esses são problemas menores e incômodos leves. Vou dar alguns exemplos de situações em que passei por esses inconvenientes.

Há muitos anos, antes de receber o diagnóstico de EM e quando ainda tinha minha empresa de relações públicas, eu estava fazendo um trabalho para um cliente em Atlanta. Como havia morado ali por muitos anos, conhecia bem a cidade e as áreas vizinhas. Depois de concluir o serviço, telefonei para uma grande amiga e perguntei se podia visitá-la. Comecei a dirigir na direção de sua casa, um lugar aonde já tinha ido centenas de vezes, e de repente percebi que não me lembrava mais como chegar! Não só não conseguia lembrar, mas também não me recordava nem dos nomes das ruas e vias expressas. Era como se todo o mapa de Atlanta tivesse sido apagado da minha memória!

Outro incidente ocorreu há pouco tempo, enquanto estava na escola onde leciono. Andava pelo corredor quando um garotinho me perguntou: "Quanto é 5×7?". Comecei a abrir a boca para responder quando, de repente, percebi que não me lembrava. Não só eu não conseguia lembrar o resultado de 5×7, como também tinha esquecido todas as multiplicações! Telefonei para o meu médico e perguntei o que fazer. "Pegue cartões para lembrança imediata e estude essas tabelas de novo", foi o conselho da enfermeira. Então, comprei esses cartões e estudei de novo as tabelas de multiplicação. Ainda fico insegura quanto aos números mais altos, mas já recuperei a maior parte dessas informações.

Relaciono esses problemas de memória com problemas de computador. É como se você estivesse clicando em um arquivo e, quando ele abre, está vazio.

Além de trajetos e contas, os problemas de memória podem abranger dificuldades para lembrar uma palavra que finaliza uma sentença ou nomes, para reconhecer rostos, para recordar datas importantes, como aniversários de casamento e de nascimento, e vários outros tipos de confusão. São frequentes conversas minhas com minha mãe em que ela diz: "Eu já lhe disse isso. Você não se lembra, querida?". Não, claro que não!

Para combater o estrago causado pela EM no cérebro, é preciso manter a mente em atividade. Volte para a escola, aprenda algo novo, leia, faça palavras cruzadas e outros jogos com palavras, qualquer coisa para refrescar suas ideias. Se você está perdendo neurônios, crie novos! Além disso, existem medicamentos que podem ajudar a superar essas dificuldades cognitivas. Seu neurologista também pode encaminhar você para um terapeuta capaz de identificar precisamente as áreas lesionadas e ajudá-lo a aprender maneiras de contornar esses impedimentos. Agora, sempre que vou a algum lugar, levo um mapa e o endereço e o telefone da pessoa com quem vou encontrar. Também tenho uma agenda com as atividades planejadas para o dia. Quando termino uma, faço um risco sobre ela.

A EM pode causar depressão?

Sim. Com a EM, a depressão pode vir em decorrência da fadiga constante imposta pela doença, ou pode ter origem biológica. A desmielinização de algumas partes do cérebro pode mudar seu estado de ânimo e de fato causar depressão. Assim, se você estiver deprimido, isso pode ser uma consequência reativa natural da doença ou o resultado orgânico, biológico, da desmielinização. Seja qual for realmente o problema, uma terapia conjugando antidepressivos e aconselhamento pode ser muito benéfica. Comecei a tomar antidepressivos há um ano e acredito que têm me ajudado bastante. Minha mãe costuma dizer que são as minhas pílulas "docinhas" porque me deixam em um estado de ânimo mais equilibrado. Não seria ótimo se o mundo inteiro pudesse tomar pílulas docinhas?

Por favor, observe que a depressão pode ser um efeito colateral de Avonex, Betaseron ou Rebif. Se você se sentir deprimido enquanto estiver tomando um desses remédios, procure seu médico.

Que tipo de disfunção urinária a EM pode causar?

As lesões associadas à EM podem causar diversos tipos de problemas do trato urinário. Lesões no cérebro e na medula espinhal podem interromper a transmissão de sinais entre os órgãos do sistema urinário e o cérebro.

Segundo a Sociedade Nacional de Esclerose Múltipla dos Estados Unidos, entre os tipos de disfunção urinária causados pela EM estão: urgência (incapacidade de adiar a micção), frequência (necessidade de urinar apesar de ter esvaziado a bexiga há pouco tempo), noctúria (necessidade de urinar durante a noite), incontinência (incapacidade de controlar o momento e o lugar da micção), vazamento (gotejamento descontrolado da urina) e hesitação (atraso para iniciar a micção mesmo sentindo necessidade de esvaziar a bexiga).

Existem diversos medicamentos para tratar as disfunções da bexiga. Brometo de propantelina, imipramina e oxibutinina aliviam os espasmos da bexiga. Tolterodina reduz as contrações dos músculos ao redor da bexiga. Desmopressina (*spray* nasal) diminui a quantidade de urina nos rins.

Outros tratamentos incluem beber muito líquido (inclusive suco de oxicoco para proteger o trato urinário de infecções) e usar dispositivos médicos como um cateter para remover a urina.

Que tipo de problemas intestinais a EM pode causar?

A constipação é um problema muito comum para quem tem EM. A inatividade física, a quantidade limitada de líquidos (decorrente dos problemas de bexiga) e alguns medicamentos usados no tratamento da EM são fatores que podem contribuir para causar constipação. Além disso, os danos ao cérebro e à medula espinhal, ocasionados por lesões relacionadas com a EM, podem interromper a transmissão de sinais que indicam a necessidade de evacuar.

Alguns tratamentos proativos para a constipação incluem beber mais líquidos, fazer exercícios e usar suplementos com fibras, como Metamucil, Perdiem, FiberCon, Fiberall e Citrucel, além de amolecedores fecais como Surfak e Colace.

Que tipo de problemas sexuais a EM causa?

A EM pode determinar numerosos problemas sexuais, tanto em termos de desempenho como de intimidade. A intensa fadiga associada à EM pode levar ao desinteresse pelo sexo. A depressão e a ansiedade também limitam a libido. A vergonha e o medo de vazar urina ou ocorrer algum outro acidente durante os momentos de intimidade sexual podem desestimular os parceiros a fazer sexo.

Naturalmente, intimidade e desempenho sexual são duas coisas diferentes. A intimidade tem a ver com atração, delicadeza e amor. É um sentimento compartilhado entre duas pessoas. A intimidade envolve beijar, massagear, abraçar, partilhar pensamentos, conversar, rir. Para responder à presente pergunta, consideraremos os problemas de desempenho sexual correlacionados com a EM.

Para as mulheres, os problemas de desempenho sexual abrangem falta de sensações, desinteresse pelo sexo, sensações desconfortáveis ou incômodas, ressecamento vaginal e dificuldade para chegar ao orgasmo. O tratamento dos problemas sexuais femininos inclui uso de medicamentos (como fenitoína e carbamazepina para diminuir o desconforto sensorial), unguentos lubrificantes e exercícios (como a série Kegel) para fortalecer os músculos vaginais.

Nos homens, os problemas de desempenho sexual incluem dificuldade em alcançar ou manter a ereção, ausência de sensações, desinteresse pelo sexo, ejaculação precoce e incapacidade para ejacular. Alguns medicamentos para tratar os problemas sexuais masculinos são Viagra e Alprostadil.

Há um ponto importante que deve ser salientado em tudo isso: não tenha medo nem vergonha de contar para seu neurologista suas eventuais dificuldades nessa área. Esse é um problema muito comum para quem tem EM e garanto que seu médico já ouviu relatos parecidos antes! Existem muitas coisas que podem ajudar, de remédios a terapias. Apenas não tenha receio de discutir o assunto. Além disso, lembre, por favor, que algumas drogas usadas para tratar a depressão também podem diminuir a libido ou ocasionar dificuldade para chegar ao orgasmo. A boa-nova é que o problema muitas vezes pode ser solucionado com drogas como Viagra e Wellbutrin ou com amantadina em conjunto com seu antidepressivo. Converse com seu médico para obter mais informações.

Por fim, um dos melhores métodos para enfrentar questões envolvendo a intimidade e o desempenho sexual é conversar com seu parceiro sobre eventuais dificuldades nessa área. Manter aberta a linha de comunicação entre os dois é essencial para um relacionamento feliz e saudável.

Um sintoma de EM pode durar apenas pouco tempo?

Sim. Esses episódios, chamados "sintomas paroxísmicos", podem durar de alguns segundos a algumas horas. Às vezes, repetem-se durante o dia. Entre esses sintomas estão câimbras, dores, latejamentos, dificuldades para iniciar os movimentos, problemas visuais e alteração das sensações.

Meu primeiro sintoma paroxísmico ocorreu antes de ser diagnosticada. Estava fazendo compras de Natal em um grande *shopping center* quando, de repente, não consegui mais andar. Não podia mexer as pernas! Fiquei ali, no meio do corredor, com as pessoas passando por mim. Não sabia o que fazer! Totalmente constrangida, não pedi ajuda a ninguém. O que diria? "Desculpe, mas por algum motivo não consigo andar"? Então, fiquei ali e tentei fingir que estava tudo normal. Fiquei olhando as coisas, como se estivesse admirando a decoração natalina. Depois de algum tempo, consegui mexer um pouco os pés. Então me arrastava um pouquinho e depois parava, para olhar a decoração, várias vezes, só para dar a impressão de que tudo estava normal. Por fim, consegui me aproximar de uma cadeira onde literalmente despenquei. Depois de mais ou menos uma hora percebi que as sensações nas pernas estavam voltando e, enfim, consegui sair dali, embora um pouco trôpega.

Outro incidente ocorreu diariamente por uma quinzena, durante trinta minutos cada vez. Todos os dias, quando acordava, meu olho direito não abria. Na primeira vez em que isso aconteceu, literalmente entrei em pânico, corria de um lado para outro e perguntava para meu marido se meu olho continuava no lugar. Quando percebi que sim, que ele não tinha saído do meu rosto durante a noite, me senti muito melhor. Era, de fato, um bom desafio fazer a maquiagem com um olho fechado. Parecia o marinheiro Popeye, mas sem o cachimbo e o espinafre.

Qual será o desenvolvimento da minha doença?

É muito difícil dizer como seu quadro de EM irá se desenvolver. Essa doença manifesta um conjunto de sintomas totalmente diferente para cada pessoa. Alguém pode ter uma variante mais atenuada da doença e, então, um dia, acordar sem poder andar. Outro pode ter um episódio intenso e, depois, entrar em remissão total e nunca mais sentir nada. Uma coisa que distingue a EM de outras doenças é sua imprevisibilidade!

Isso posto, algumas diretrizes são usadas para ajudar a prever o prognóstico. De acordo com a Sociedade Nacional de Esclerose Múltipla dos Estados Unidos, tendem a ter um processo mais leve as pessoas que apresentam:

- longos intervalos entre dois ataques;
- completa recuperação após um ataque;
- ataques de natureza sensorial (como entorpecimento e latejamento).

As pessoas cujos primeiros sintomas incluem tremor ou problemas de locomoção, ou que têm ataques frequentes com recuperações incompletas, tendem a apresentar um desenvolvimento mais progressivo da doença.

A EM pode "se esgotar"?

Sim. Em alguns casos, a pessoa com EM tem recaídas durante alguns anos e depois entra em remissão total, sem nunca mais sofrer nenhum episódio.

Será que vou acabar em uma cadeira de rodas?

Segundo um levantamento concluído *antes* de novas drogas modificadoras da doença terem surgido no mercado, 25% dos portadores de EM acabarão necessitando de uma cadeira de rodas ou se tornando totalmente incapacitados. Com a existência de novos medicamentos, é possível que a atual associação geralmente feita pelas pessoas entre EM e cadeiras de rodas se torne, em breve, uma coisa do passado.

A EM pode ser curada?

Ainda não, mas pode ser retardada e amenizada por meio de uma das drogas modificadoras da doença, a serem discutidas no capítulo "Tratamento". Neste momento, há quatro medicamentos que você pode escolher: Avonex, Betaseron, Copaxone e Rebif.

Quando os especialistas esperam contar com a cura da EM?

É difícil dizer, embora muitos especialistas acreditem que a cura será encontrada ainda na geração atual, talvez nos próximos dez anos. De qualquer forma, os cientistas têm feito progressos notáveis com o desenvolvimento de alguns agentes modificadores da doença, como Avonex, Betaseron, Copaxone e Rebif. Essas drogas retardam significativamente a evolução da EM. É possível que muito em breve sejamos capazes de deter quase completamente sua progressão! Embora não seja a cura em si, é a melhor opção existente até que a cura definitiva seja encontrada.

DIAGNÓSTICO E EXAMES MÉDICOS

Como uma pessoa é diagnosticada com EM?

Com muito cuidado! Atualmente, a ressonância magnética é geralmente usada como o principal recurso para diagnosticar a EM. Apesar disso, é bom acentuar que ainda não existem exames médicos capazes de eliminar *completamente* a presença de EM. Em geral, o médico precisa ser um pouco detetive para definir se é uma EM que está causando os sintomas. Às vezes, a decisão pode ser tomada em poucas semanas, mas quase sempre passam-se anos antes de um diagnóstico definitivo. A estimativa é de que o paciente com EM consulte em média oito médicos antes de receber o diagnóstico correto!

Antes do aparecimento da ressonância magnética, era muito mais difícil diagnosticar a EM. Em geral, anos e anos de observação antecediam o diagnóstico final. Hoje é mais fácil receber essa informação por causa do exame. Contudo, ainda é preciso investigar as categorias de EM porque mesmo uma ressonância positiva não é um exame conclusivo para o diagnóstico da doença. Outras doenças podem causar lesões que aparecem na ressonância, e, por isso, para chegar ao diagnóstico, o neurologista deve levar em consideração outros fatores. Além disso, o exame pode resultar normal e, ainda assim, o paciente ter EM.

As categorias de EM são:

- *EM possível*. Significa que os exames não foram conclusivos, mas que a possibilidade dessa doença não pode ser eliminada (por exemplo, o paciente pode referir latejamento dos dedos da mão e fraqueza, mas ter ressonância normal e exame de liquor negativo).
- *EM provável*. Significa que o paciente poderia ter ataques definidos com recuperação, mas exames de laboratório negativos; ou que talvez tenha ataques no mesmo lugar do corpo (por exemplo, mancar de uma perna e ter exames normais, ou apresentar à MRI anormalidades em apenas uma área do cérebro).
- *EM definitiva*. Para receber este diagnóstico, o paciente deve ter sofrido dois ataques com pelo menos um mês de intervalo entre eles. Também é preciso haver lesões em mais de uma área do sistema nervoso central evidenciadas na ressonância.

A EM pode ser confundida com outras enfermidades ou vice-versa?

Sim. Outras enfermidades que podem acarretar sintomas similares aos da EM são:

- acidente vascular cerebral (AVC);
- deficiência de vitamina B;
- diabetes;
- pinçamento de nervo;
- infecções;
- tumores;
- lúpus;
- artrite;

- encefalomielite aguda disseminada (EMAD);
- síndrome de Sjögren;
- doença de Binswanger;
- esclerose lateral amiotrófica (ELA);
- doença mista do tecido conjuntivo;
- síndrome da fadiga crônica;
- doença de Lyme.

Meu médico acaba de me dizer que tenho EM. Acho que já tenho isso há anos. Como ele chegou a essa conclusão agora?

Se você não tem certeza de que como ele chegou a esse diagnóstico, pergunte! No entanto, existe uma regra prática para diagnosticar a EM:
- o paciente tem de ter sofrido dois ataques, com, pelo menos, um mês de intervalo entre eles;
- é preciso haver mais de uma área lesionada na camada de mielina do sistema nervoso central (no cérebro ou na medula espinhal). (Observação: talvez eu não tenha sido diagnosticada imediatamente porque as primeiras ressonâncias feitas foram da minha medula. No estágio inicial, minha doença parecia estar localizada basicamente no lado direito do meu cérebro.)

Que exames médicos são usados para identificar a presença da EM?

Diversos exames são usados para ajudar a chegar ao diagnóstico de EM, entre eles:
- *Histórico médico*. Consiste em rever sua lista de sintomas e a duração de cada um deles. (Mesmo depois de você ter recebido o diagnóstico de EM, é uma boa ideia manter uma lista atualizada de todos os ataques, com descrição dos sintomas, datas de início e término, médicos consultados, exames realizados e respectivos locais e outras informações que possam lhe parecer úteis.)
- *Exames neurológicos*. Durante um exame neurológico, o médico testa os reflexos e a força muscular, assim como sua capacidade para sentir dor, temperatura, toques e vibrações. Ele também examinará sua visão, além de fazer diversos testes para aferir sua coordenação e seu equilíbrio. Após o exame, o médico geralmente recomenda um ou mais dos exames:
    - *Ressonância magnética (MRI)*. Em geral, é o primeiro passo depois de uma avaliação neurológica. Esse é um exame não invasivo que usa

um campo magnético e ondas de rádio para escanear o corpo e gerar imagens computadorizadas dos tecidos. Os médicos examinam essas imagens em busca de sinais de EM, que costumam aparecer como pequenos pontos ao longo da medula e no cérebro.
- *Exame de liquor ou punção lombar.* Nesse procedimento, os médicos usam uma agulha para retirar o líquido da medula. Então, estudam a concentração das células imunológicas e se há presença de bandas oligoclonais. Como são encontradas em 90% a 95% dos portadores de EM, estas indicam um aumento na atividade do sistema imunológico do paciente. (Uma vez detectadas, essas bandas oligoclonais permanecerão pelo resto da vida do paciente com EM.)
- *Exames de potencial evocado.* Neles, os médicos usam eletrodos para registrar com que rapidez o cérebro capta mensagens. Os testes podem ser de três tipos: visuais, auditivos e por estímulos de dor.
- *Exames de sangue.* Em geral, são feitos para eliminar outras causas dos sintomas. Atualmente, não existem exames de sangue capazes de detectar a EM.

As próximas perguntas discutem esses exames com mais detalhes.

O que esperar de um exame de ressonância?

Se você já viu uma foto de uma máquina de ressonância, notou que parece coisa de extraterrestres. O paciente fica deitado em uma maca estreita, que desliza para dentro de um grande escâner cilíndrico. O procedimento não é doloroso e, em geral, também não é invasivo. (Às vezes, o paciente também recebe uma injeção de uma "substância de contraste" para que os médicos enxerguem melhor as áreas do sistema nervoso.) Dependendo de que parte do seu corpo está sendo escaneada, o exame pode durar alguns minutos ou mais de uma hora. Infelizmente, a máquina é muito barulhenta. Talvez lhe deem tampões de ouvido, mas mesmo assim você ouve pancadas e zumbidos bem altos. Os sons não assustam e geralmente o operador da máquina vai falar sobre eles antes que o exame comece. Em alguns lugares não se usam tampões de ouvido e se coloca música para o paciente ouvir. O cilindro pode causar sensação claustrofóbica em algumas pessoas. Para minimizar esse desconforto, alguns hospitais adotaram uma máquina aberta, que os claustrofóbicos suportam melhor.

Na primeira vez em que fiz uma ressonância, escanearam toda minha coluna, o que a mim pareceu durar uma vida inteira. Essa máquina em especial tinha adesivos pequenos e divertidos colados na área visual do cilindro, o que me ajudou a ter algo em que prestar atenção. O mais importante a lembrar é que você não está preso. O técnico pode tirar você de lá no momento em que você pedir.

Fiz uma ressonância, mas nela não apareceu nada anormal. Isso quer dizer que não tenho EM?

Não necessariamente. Quando os médicos começaram a usar o exame de ressonância para diagnosticar a EM, costumava-se pensar que um resultado negativo significava que o paciente não tinha EM. No entanto, pesquisas têm demonstrado que as lesões podem ser tão pequenas a ponto de nem as imagens da ressonância conseguirem capturá-las. E, nos estágios iniciais da doença, os resultados da ressonância costumam ser negativos. Você pode ter uma ressonância negativa para EM hoje e a doença aparecer alguns meses depois.

Segundo a Sociedade Nacional de Esclerose Múltipla dos Estados Unidos, uma "ressonância normal não elimina em absoluto o diagnóstico de EM. Cerca de 5% dos pacientes que têm EM confirmada com base em outros critérios não mostram lesões cerebrais nas imagens da ressonância. Eles podem ter lesões na medula espinhal ou lesões cerebrais que o escâner não capta.".

Os exames de liquor também podem ter resultados normais, mesmo que a pessoa tenha EM. Se o exame for feito enquanto a doença está inativa (ou em fase de remissão), talvez não haja evidências de inflamação aguda. Entretanto, se alguém teve bandas oligoclonais detectadas no passado, esse indicador de inflamação crônica sempre permanecerá positivo enquanto durar a doença. (Em outras palavras, se o resultado da sua punção lombar foi anormal, com evidências de inflamação, os exames seguintes também serão anormais.)

Meu neurologista uma vez me explicou isso. Disse que, na época em que algo aparece nos exames, você praticamente não precisa mais de exames para identificar a doença: ela já se tornou óbvia quando o paciente apresentou uma mão debilitada ou cegueira de um olho, por exemplo. Eu sei que isso certamente se aplica ao meu caso. Nos primeiros quatro anos a EM não apareceu em nenhum exame. Passei por vários exames de ressonância, de liquor e de potencial evocado; todos deram resultados normais. Então, um dia, todos eles apontaram a presença de anormalidades.

O que esperar de um exame de liquor?

Vou ser bem sincera: esse exame não é brincadeira. Mas quando realizado por um profissional experiente e bem informado, deve provocar apenas um desconforto médio. O exame de liquor dura mais ou menos quinze minutos. Antes de iniciar o procedimento, o médico anestesia a área de maneira semelhante a feita por um dentista, injetando uma pequena dose de anestésico na região lombar das costas. (Se o procedimento for realizado corretamente, essa será a única dor que você sentirá, por pouco tempo.) Depois que a região estiver anestesiada, o médico insere uma agulha fina e oca em sua coluna, para retirar uma pequena quantidade do líquido cerebrospinal. Em geral, uma máquina de raios X é utilizada para ajudar o médico a direcionar corretamente a agulha. Então, ele retira de forma lenta uma pequena dose do líquido cerebrospinal. Nesse momento, você vai sentir alguma pressão e pode experimentar um ligeiro incômodo. Depois de recolhida a quantidade necessária, a agulha é retirada. Por um breve segundo, seu corpo terá pequenos espasmos (o que é normal e não causará danos, da mesma forma como é inócuo o movimento reflexo da perna quando o médico a examina com uma pancadinha no joelho). Depois do procedimento, uma pequena atadura é colocada no local da injeção. Os pacientes são instruídos a repousar o restante do dia, para que a abertura feita pela agulha tenha tempo para fechar e haja menos vazamento de liquor. (Os médicos também solicitam que outra pessoa dirija para você, ao voltar para casa.)

Já passei duas vezes por esse exame. Na primeira, o médico não usou a máquina de raios X e a dor foi insuportável. Na segunda, usaram essa máquina e eu senti apenas um desconforto moderado. Recomendo veementemente que usem a máquina de raios X! (Se seu neurologista solicitar exame de liquor, indague se será usado algum equipamento que oriente o direcionamento da agulha. Se não for, peça que o procedimento seja realizado em um hospital que recorra a essa técnica. Talvez você precise ir para um hospital em outra cidade, mas essa viagem certamente valerá a pena!)

Além disso, há uma pequena chance de você ter uma dor de cabeça monumental após o exame. Aconteceu comigo. Às vezes, é preciso realizar ainda outro procedimento chamado "tampão sanguíneo" para curar a dor de cabeça. Uma vez passei por isso. Basicamente, esse procedimento consiste em tirar um pouco de sangue do braço e injetar na área em que foi feita a coleta do liquor.

Embora eu preferisse não fazer o exame de liquor, no meu caso ele foi necessário para definir o diagnóstico. E depois, quando o recebi, pude ter a ajuda necessária para enfrentar a minha doença. Embora tivesse sido desagradável, nunca me arrependi de ter passado por esse exame.

O que esperar de um exame de potencial evocado?

Durante esse tipo de exame, eletrodos inócuos são fixados na cabeça do paciente. Esses eletrodos conectam o paciente a um eletroencefalógrafo (EEG), uma máquina em que são registradas as suas ondas cerebrais.

Há três tipos de exame de potencial evocado: visual, auditivo e sensorial.

No teste visual mais comum, o exame de Potencial Evocado Visual (PEV) por mudança de padrões, um padrão xadrez fica piscando diante dos olhos do paciente sentado em uma cadeira. O computador registra o tempo que o cérebro leva para receber esse impulso. Uma transmissão lenta indica a presença de anormalidades no nervo óptico.

O teste auditivo é chamado exame de Potencial Evocado Auditivo (PEA) e registra o tempo decorrido até que um sinal associado a um clique de dez segundos alcance o cérebro. Esse teste em especial pode indicar uma lesão no tronco encefálico. Segundo Louis J. Rosner e Shelley Ross, autores de *Multiple sclerosis:* new hope and practical advice for people with MS e their families [*Esclerose múltipla:* novas esperanças e conselhos práticos para pacientes com EM e seus familiares], 46% dos portadores de EM têm resultados anormais no exame de potencial evocado auditivo. Porém, dificuldade auditiva raramente constitui problema sério para pessoas com EM.

O último teste é o exame de Potencial Evocado Somatossensitivo (PES). Ele pode determinar existência de lesões na medula espinhal e no tronco encefálico, medindo a corrente elétrica. Nesse exame, os eletrodos são fixados no escalpo e pequenos estímulos elétricos são enviados ao corpo por meio dos dedos da mão, do punho ou do joelho. O computador mede o tempo que o estímulo leva para ser recebido no cérebro. Infelizmente, esse teste pode ser um pouco doloroso porque você recebe pequenos choques elétricos.

Há novos testes em fase de desenvolvimento que podem ajudar no diagnóstico de EM?

Sim. Um novo instrumento médico que pode ajudar a resolver alguns mistérios do cérebro é o sistema de magnetoencefalografia (MEG) da cabeça inteira. Semelhante à ressonância magnética, MEG mede os minúsculos campos magnéticos produzidos pelos neurônios no cérebro. O equipamento parece um capacete e sua utilização pode significar redução de custos no que se refere à aparelhagem usada na diagnose, dos atuais 3 milhões de dólares para menos de 500 mil dólares.

Tratamento

Como encontrar um bom neurologista?

Há diversas maneiras de encontrar um bom neurologista. Para ser honesta, em geral, é uma questão de tentativa e erro. No entanto, você pode acelerar o processo usando as diretrizes:

- encontre um clínico geral em quem você confie e peça que lhe recomende o neurologista;
- converse com outras pessoas que têm EM. Pergunte sobre os neurologistas que já consultaram e de quem gostam mais. Pergunte quem agora está cuidando do caso delas. E saiba que profissionais evitar.

É muito importante que você encontre um neurologista afável e muito bem informado. Você terá um longo relacionamento com esse profissional; por isso é melhor que tenham uma boa relação. Enquanto não estiver contente, continue procurando.

Que medicamentos são usados para combater a EM?

Os modificadores dessa doença são os medicamentos conhecidos como Avonex, Betaseron, Copaxone e Rebif. Os quatro reduzem significativamente a frequência e a intensidade dos ataques de EM, adiam o surgimento de incapacidades e diminuem a quantidade de lesões cerebrais, o que é evidenciado pela ressonância magnética. A tabela 1 pode dar respostas rápidas a dúvidas que talvez você tenha sobre esses quatro medicamentos.

Em 1998, a Sociedade Nacional de Esclerose Múltipla dos Estados Unidos emitiu sua primeira recomendação de uso, o mais rápido possível, de um desses agentes modificadores da doença em quadros de recorrência e remissão.

Tabela 1 Drogas modificadoras da EM (interferons e copolímeros)

	Avonex	Betaseron	Copaxone	Rebif
Nome químico	Interferon beta 1-a	Interferon beta 1-b (ou copolímero-1)	Acetato de glatirâmero	Interferon beta 1-a
Fabricante	Biogen, Inc.	Berlex Laboratories	Teva Marion Partners	Serono International
Como funciona	Droga imunomoduladora	Droga imunomoduladora	Proteína sintética que funciona como pseudomielina	Droga imunomoduladora
Como tomar	Injeção intramuscular	Injeção subcutânea	Injeção subcutânea	Injeção subcutânea
Dosagem	Semanal	Em dias alternados	Diária	Em dias alternados
Tamanho da agulha	1¼"	½"	½"	½"
Armazenagem	Sob refrigeração	À temperatura ambiente	Sob refrigeração	Sob refrigeração
Efeitos colaterais	Sintomas gripais, depressão	Sintomas gripais, depressão	Reações no local da aplicação	Sintomas gripais, depressão
Custo estimado	1.200 dólares por mês	1.200 dólares por mês	1.200 dólares por mês	1.200 dólares por mês
Monitoramento necessário	Funcionamento hepático e contagem de glóbulos sanguíneos	Funcionamento hepático e contagem de glóbulos sanguíneos	Nenhum	Funcionamento hepático e contagem de glóbulos sanguíneos
Indicação	Reduz frequência de recorrências	Reduz frequência de recorrências	Reduz frequência de recorrências	Reduz frequência de recorrências
Programas de apoio (disponíveis para inscritos e não inscritos na NMSS*)	MS ActiveSource 1-800-456-2255	MS Pathways 1-800-788-1467	Shared Solutions 1-800-887-8100	MS LifeLines 1-877-44-REBIF
Sites para mais informações	www.avonex.com	www.mspathways.com www.betaseron.com	www.copaxone.com www.mswatch.com	www.rebif.com

*Sociedade Nacional de Esclerose Múltipla dos Estados Unidos

Quem tem suspeita de EM pode tomar algum desses medicamentos?

A partir de fevereiro de 2003, sim. Durante muitos anos, a Food and Drug Administration (FDA) não permitia que nenhuma dessas drogas modificadoras da doença fossem usadas nos Estados Unidos por quem ainda não tinha recebido diagnóstico de EM. Havia diversas razões para essa restrição, na época. Em primeiro lugar, esses remédios eram, e continuam sendo, extremamente caros. Em 2003, custavam mais de 14 mil dólares por ano. Depois, não são remédios que vêm no formato de drágeas simples. Os quatro são aplicados com injeção, embora todos os laboratórios fabricantes (Biogen, Inc., Berlex Laboratories, Teva Marion Partners e Serono International) estejam atualmente empenhados na pesquisa de uma formulação para uso oral. Em terceiro lugar, todos esses medicamentos têm efeitos colaterais. Avonex, Betaseron e Rebif às vezes provocam lesões hepáticas e seus usuários devem ser monitorados por meio de exames de sangue com intervalos de poucos meses. Essas drogas também podem causar depressão e pensamentos suicidas e provocam dor e inflamação no local da aplicação.

Entretanto, em fevereiro de 2003, a FDA ampliou a autorização de uso do Avonex para pacientes com somente um episódio clínico e cujos resultados da ressonância magnética mostrem indícios das placas características de EM. Essa é uma novidade *muito* importante. Como a EM é uma doença de difícil diagnóstico, às vezes o diagnóstico definitivo pode demorar anos. Nessa altura, já terá ocorrido uma lesão substancial do sistema nervoso central.

Por exemplo, no meu caso foram quatro anos até eu receber o diagnóstico definitivo. Nesse período, tive mais de vinte ataques. Na época em que fui diagnosticada com EM, já apresentava lesões permanentes que incluíam visão embaçada e pontos cegos, além da perda de quantidade substancial de força em minha mão esquerda.

As coisas estão mudando com muita rapidez no tratamento da EM. Espero que, quando este livro estiver nas livrarias, os outros medicamentos modificadores da doença, como Copaxone, Rebif e Betaseron, também estejam disponíveis para os possíveis portadores de EM.

Qual desses medicamentos modificadores da doença devo escolher?

A escolha depende de qual você prefere e da recomendação de seu médico. Se seu diagnóstico de EM é definitivo, é imperativo que escolha uma das drogas modificadoras da doença e que comece a tomá-la o mais depressa possível. Seu futuro depende disso!

Meu plano de saúde não cobre o custo de nenhum desses medicamentos modificadores da doença. O que faço?

Isso é um problema. Nos Estados Unidos, apenas metade das pessoas com EM usam um desses medicamentos modificadores da doença.

Já existem versões orais desses medicamentos?

Isso não é tão simples quanto parece. Muitas drogas se tornam inativas quando atravessam o trato digestivo, mas os cientistas estão realizando diversos estudos na esperança de encontrar uma maneira de superar esse obstáculo, entre elas:

- Phylogenzym, uma combinação de três enzimas que modificam a imunoatividade, está sendo testada na Europa desde 1994;
- três formulações orais de Betaseron estão atualmente na segunda fase de testes;
- a Biogen, Inc. também está realizando estudos sobre a segurança de uma versão oral;
- versões orais de interferon, interferon-alfa e interferon-tau também estão sendo pesquisadas;
- a droga oral valaciclovir (Valtrex), usada para combater o vírus do herpes, está sendo testada nos Estados Unidos em uma pesquisa baseada na hipótese de que a EM é parcialmente causada pelo vírus do herpes humano tipo 6;
- outro estudo, baseado no fato de que muitas mulheres entram em remissão quando engravidam, usa versão oral do hormônio estriol presente em gestantes; os pesquisadores desse estudo-piloto nos Estados Unidos estão acompanhando doze mulheres com EM, durante dois anos, em busca de dados sobre recorrências e incapacitações.

Como se pode ver, há muitas pesquisas em andamento!

E quanto a combinar medicamentos?

Essa parece uma ideia excelente, não é mesmo? E os especialistas já pensaram nisso. Vários estudos clínicos estão em andamento, inclusive:

- um experimento, na Europa, está testando tanto o uso de Avonex como da droga imunossupressora azatioprina (Imuran);
- outro experimento europeu está administrando mitoxantrone (Novantrone) e metilprednisolone por via intravenosa a pacientes, durante seis meses, seguindo-se dois anos de administração de Betaseron;
- em 1999, teve início nos Estados Unidos um pequeno estudo para testar a eficácia tanto de Copaxone como de Avonex em 32 pessoas com EM remitente-recorrente;
- outro pequeno estudo está sendo realizado em três centros médicos nos Estados Unidos para aferir a segurança de uma única dose intravenosa de Antegren (um anticorpo monoclonal que bloqueia a migração das células do sistema imune para o cérebro), seguida de doses semanais de Avonex.

E o Novantrone?

A droga Novantrone (mitoxantrone) foi produzida pela Immunex Corporation (agora Amgen) em 2001. Foi aprovada nos Estados Unidos para uso em casos de EM secundária progressiva, progressiva-recorrente e remitente-recorrente (piorando). Não é indicada para a EM primária progressiva. (Ver capítulo "Definindo a esclerose múltipla" para mais informações sobre essas categorias.)

O Novantrone é administrado a cada três meses por meio de uma infusão intravenosa que dura de cinco a quinze minutos. Em um estudo de dois anos, os pacientes que tomaram Novantrone não mostraram piora em suas incapacitações, tiveram número significativamente menor de recaídas, tempo maior até o tratamento da primeira recaída e número significativamente menor de lesões novas. O lado adverso da droga é que ela pode ter sérios efeitos colaterais. Os pacientes tratados com Novantrone podem ter problemas cardíacos e devem passar por exames clínicos do coração regularmente. Além disso, por causa do risco de lesão cardíaca, existe um limite para o número total de doses que a pessoa pode receber durante a vida: de oito a doze, durante dois a três anos.

Um paciente com EM progressiva pode tomar Avonex, Betaseron, Copaxone ou Rebif?

Nos Estados Unidos, ainda não, mas provavelmente muito em breve poderá. Os primeiros resultados de um estudo conduzido pela Biogen, fabricante do Avonex, afirma que o dobro da dose-padrão de Avonex retarda significativamente a progressão da incapacitação de pessoas com EM secundária progressiva. A Sociedade Nacional de Esclerose Múltipla dos Estados Unidos acredita que esses dados servirão de base para um pedido oficial de aprovações pela FDA do uso de Avonex em casos de EM secundária progressiva.

Na Europa, no Canadá e na Austrália, o Betaseron foi aprovado para tratar EM secundária progressiva.

Aproximadamente 50% das pessoas com EM remitente-recorrente evolui para a forma secundária progressiva em dez anos. Muitos integrantes da comunidade de EM acham que é absolutamente essencial que esses medicamentos sejam aprovados nos Estados Unidos para ajudar os portadores da EM secundária progressiva.

Está sendo pesquisado algo mais para as pessoas com EM secundária progressiva?

Sim. Há inúmeros estudos de grande escala em andamento cujos dados podem influir nas terapias existentes para EM secundária progressiva. Entre eles:

- ampla pesquisa está testando a gamaglobulina IV na Europa e no Canadá; ela é outro tipo de tratamento imunomodulador a partir de anticorpos imunes de doadores de sangue;
- um estudo de vacinação com células T, copatrocinado pela Sociedade Nacional de Esclerose Múltipla dos Estados Unidos e o Instituto Nacional de Saúde dos Estados Unidos; nesse tratamento, as células T são removidas, desativadas e reinjetadas no paciente; os cientistas esperam que a vacinação com as células T neutralize o ataque do corpo à sua própria mielina;
- um possível tratamento para EM secundária progressiva com Taxol, um medicamento contra câncer; um novo estudo, no Canadá, avaliará uma

versão reformulada desta droga em 189 pacientes com EM secundária progressiva; a hipótese dos cientistas é que essa droga imunossupressora possa permitir à mielina sua própria reparação.

Existe algum novo medicamento sendo desenvolvido?

Sim. Uma droga é o anticorpo monoclonal natalizumab (Antegren). Os estudos preliminares com a droga Antegren mostraram que houve uma redução significativa no número de pacientes com recaídas. Administrada por infusão intravenosa, a droga Antegren interrompe o fluxo até o cérebro e a medula espinhal das células imunológicas que lesionam essas estruturas. O Antegren atua ligando-se a uma proteína existente nas células brancas do sangue. Os primeiros resultados de pesquisa com essa droga têm indicado redução significativa no número de pacientes com recaídas. A Elan Corporation (de Dublin, Irlanda) e a Biogen, Inc. estão trabalhando no desenvolvimento do Antegren. Serão precisos mais testes antes que esse medicamento seja aprovado.

Outra droga é o Lipitor, um medicamento oral usado para baixar o colesterol. Um estudo atual, de cientistas da Universidade da Califórnia, mostrou que o Lipitor tem a capacidade de modificar e inibir algumas respostas imunes em camundongos. Serão necessários mais testes clínicos antes de se saber ao certo se essa droga pode ajudar em casos de EM.

Que medicamentos são usados nos ataques agudos?

No caso de ataques agudos, a maioria dos médicos prescreve medicamentos corticosteroides intravenosos, como metilprednisolona (Solu-Medrol), por três a cinco dias. Outros corticosteroides são: dexametasona, prednisona, betametasona e prednisolona. Alguns médicos também prescrevem prednisona oral para ataques de menor gravidade.

Os corticosteroides são usados porque ajudam a fechar a barreira hematoencefálica lesionada e também porque reduzem a inflamação do sistema nervoso. Essa substância reduz a duração do ataque, mas não influi na evolução subsequente da doença.

Há efeitos colaterais do tratamento com corticosteroides?

Muitas pessoas relatam poucos efeitos colaterais, além de pequeno inchaço e mau humor. Contudo, o uso de corticosteroides por um breve período pode causar qualquer um dos seguintes efeitos colaterais:

- aumento de apetite;
- indigestão;
- nervosismo;
- dificuldade para dormir;
- dor de cabeça;
- maior transpiração;
- crescimento de pelos faciais;
- visão embaçada ou diminuída;
- retenção de água;
- menor resistência a infecções;
- mudança no nível do açúcar no sangue de pacientes diabéticos;
- possíveis deficiências no feto, se a mulher estiver grávida;
- alterações no estado de humor (de leves a intensas).

O uso de corticosteroides por muito tempo pode causar catarata, osteoporose e ganho de peso.

Que outros medicamentos são usados para tratar os sintomas da EM?

Há muitos! A tabela 2 mostra uma relação de apenas alguns dos mais comuns.

Tabela 2 — Outras drogas usadas para tratar sintomas de EM

Sintoma	O que é	Drogas usadas (nome comercial)	Genéricos usados
Espasticidade	Espasmos e enrijecimentos musculares	Baclofen, Zanaflex, Dantrium, Valium	Lioseral, dantrolene, diazepam, tizanidina
Tremor	Abalos musculares involuntários	Inderal, Mysoline, Klonopin, Symmetrel, Sinemet, Isoniazid	Propranolol, primidona, clonazepam, amantadina, levodopa
Constipação	Dificuldade na movimentação dos intestinos	Dulcolax, Colace, supositório Sani-Supp, Metamucil, Lactulose	Bisacodil, docusato, glicerina, muciloide hidrofílico de psyllium
Neuralgia do trigêmeo	Dor facial	Dilantin, Tegretol, Neurontin, Trileptal	Fenitoína, carbamazepina, gabapentina, oxcarbazepina
Comichão paroxísmica	Coceira intensa e inexplicável	Atarax	Hidroxizina
Vertigem	Sensação de rodopio	Valium, Fenergan, Meclizine, Dramamine	Diazepam, prometazina
Fadiga	Cansaço extremo	Symmetrel, Cylert, Provigil	Amantadina, modafinil, pemolina
Disfunção da bexiga	Urgência, frequência, noctúria, incontinência, gotejamento, hesitação	Detrol, Pro-Banthine, Tofranil, Ditropan, *spray* nasal DDAVP	Imipramina, oxibutinina, brometo de propantelina, tolterodina, desmopressina
Parestesias	Dor	Tegretol, Elavil, Amitril, Neurontin, Trileptal, Pamelor, Dilantin	Amitriptilina, gabapentina, nortriptilina, fenitoína, carbamazepina
Depressão	Sentimentos de tristeza e desânimo	Inibidores seletivos da recaptação da serotonina (ISRS)*: Paxil, Zoloft, Prozac, Celexa, Lexapro Tricíclicos: Elavil, Pamelor, Tofranil, Sinequan Outros: Remeron, Effexor, Valium	Fluoxetina, paroxetina, sertralina, venlafaxina
Disfunção erétil	Dificuldade para alcançar e manter a ereção	Prostin VR, MUSE, Viagra	Alprostadil, papaverina, sildenafil

* ISRS podem causar disfunção sexual.

Que terapias existem para os pacientes com EM?

Há muitos tipos de terapia, incluindo:

- *Fisioterapia*. Os exercícios e manobras dos fisioterapeutas ajudam a aumentar a força, a flexibilidade e o equilíbrio do paciente. O trabalho fisioterápico também é útil para explicar o uso correto de bengalas, muletas, andadores e cadeiras de rodas.
- *Terapia ocupacional (TO)*. Os terapeutas ocupacionais ajudam o paciente a achar as melhores maneiras de mudar seu ambiente a fim de reduzir a fadiga. Seu trabalho inclui tanto técnicas e exercícios quanto o desenvolvimento de dispositivos de adaptação para o lar, o carro e o escritório.
- *Fonoaudiologia*. Os fonoaudiólogos trabalham com aqueles casos de EM que apresentam problemas de fala e deglutição.
- *Reabilitação cognitiva*. Esses especialistas ajudam o paciente a encontrar maneiras de melhorar e compensar seus problemas de funcionamento mental, como perda de memória, *déficits* de atenção e dificuldade no processamento de informações.
- *Aconselhamento psicológico*. Os profissionais de saúde mental, como conselheiros, psiquiatras, psicólogos e assistentes sociais, ajudam as pessoas com EM e seus familiares a lidar com a pressão de ter essa doença. As sessões de aconselhamento podem incluir muitos assuntos, como relacionamentos, mudança de papel dentro da família, depressão, preocupações com o emprego, além de diversos outros problemas.
- *Terapia sexual*. Os terapeutas sexuais ajudam os casais a lidar com dificuldades de comunicação, intimidade e desempenho sexual.

Existem tantas fontes ilegítimas alegando a cura da EM. O que dizer de terapias alternativas?

Segundo a Comissão Federal de Comércio dos Estados Unidos, existem literalmente centenas de sites promovendo curas falsas para a EM; assim, você precisa tomar muito cuidado quando estiver pesquisando informações médicas na internet.

É fácil ser enganado. Ellen Burstein MacFarlane foi uma dessas pessoas. Em 1986, ela estava trabalhando como repórter investigativa sobre a questão do consumo para a WCPX-TV de Orlando, Flórida. Ela também tinha EM. Em sua matéria no site da Sociedade Nacional de Esclerose Múltipla dos Estados Unidos, intitulada "Please be careful" [Por favor, seja cuidadoso], ela explica como foi ludibriada por um médico com credenciais incríveis, que afirmou que seu programa era capaz de curar a EM. Depois de desembolsar 100 mil dólares pelo tratamento, o problema dela piorou. Agora ela está em uma cadeira de rodas e necessita de enfermeira 24 horas por dia.

Então, o que é exatamente uma terapia alternativa? De acordo com George Kraft e Marci Catanzaro, em seu *Living with multiple sclerosis*, qualquer tratamento "cuja eficácia não tenha sido confirmada em estudos clínicos padronizados deve ser chamado alternativo". Isso não quer dizer necessariamente que algumas terapias alternativas não sejam eficientes, ou que seu médico não concordaria que você usasse alguma(s) dela(s).

Como decidir se você deve ou não recorrer a uma terapia alternativa? No artigo de Virginia Foster, "Clear thinking about alternative therapies", ela oferece as sugestões:

- converse bastante com seu médico a respeito de terapias alternativas, antes de usar alguma delas;
- descubra se esse clínico alternativo trabalha com médicos convencionais;
- converse com quem já usou esse tratamento;
- pesquise o histórico de todos os que oferecem o tratamento;
- analise os custos;
- seja cauteloso;
- não abandone sua terapia convencional;
- documente a experiência;
- mantenha seu médico atualizado a respeito de outros tratamentos que você esteja pensando em experimentar.

Quais são as terapias alternativas para a EM?

A resposta a esta pergunta poderia ser outro livro! Existem muitas terapias alternativas maravilhosas, como massagem, *tai chi* e ioga. Esses trabalhos promovem o bem-estar geral, emocional, físico e espiritual. Entretanto, para cada terapia alternativa eficaz, existem pelo menos dez inúteis, dispendiosas e até mesmo prejudiciais. Mesmo assim, são muitas vezes divulgadas como curas para a EM. Honestamente, ainda não existe cura para a EM e qualquer um que afirme ser capaz de curar essa doença não está dizendo a verdade. Os especialistas que passaram quase sua vida toda estudando essa doença ainda não resolveram o enigma. É um quadro complicado; portanto, encontrar a cura para essa doença também não será algo simples.

Na tabela 3, apresento apenas uma breve relação de terapias alternativas com suas recomendações de uso. Essas recomendações não são minhas e foram dadas após meses de pesquisa e discussão com especialistas que apresentaram suas opiniões.

Tabela 3 Terapias alternativas para EM

Terapia alternativa	O que é	Avaliação
Acupuntura	Método milenar de tratamento chinês em que agulhas muito finas são aplicadas em vários pontos do corpo	Pode ser útil para tratar a dor associada à EM
Quiropraxia	Manipulação física de partes do corpo	Alivia a dor nas costas
Massagem	Fricção e compressão de partes do corpo para favorecer a circulação	Útil para aliviar a dor e a espasticidade; relaxa os músculos
Tai chi	Sistema milenar chinês de exercícios meditativos	Diminui o estresse, favorece o relaxamento, alivia a fadiga, melhora o equilíbrio
Apiterapia	Uso de picadas de abelhas, várias vezes ao dia	É dolorosa e perigosa (em razão de uma possível anafilaxia ou choque alérgico); sem valor
Oxigênio hiperbárico	Uma câmara é usada para emitir oxigênio altamente concentrado	Sem valor, dispendiosa
Reflexologia	Considera que as áreas do pé representam diversas regiões do corpo, a área adequada é massageada	As suposições desta terapia parecem questionáveis, mas é barata e não invasiva
Ioga	Técnica de exercícios e meditação	Seus benefícios incluem melhora da flexibilidade, relaxamento e aumento da força muscular
Substituição de obturações dentais	Remoção e substituição das obturações de prata e mercúrio	Ineficaz e dispendiosa
Aromaterapia	Uso de óleos aromáticos com massagem, inalação ou banhos quentes	Ajuda o relaxamento (observação: banhos quentes podem agravar os sintomas da EM)
Terapia por quelação	Injeções intravenosas de ácido cristalino para remover metais pesados da corrente sanguínea	Ineficaz, perigosa, pode causar danos aos rins, pode ser fatal

Uma alimentação especial pode ajudar?

Seria ótimo acreditar que algum tipo de alimentação especial pudesse curar a EM: se comermos isto e não comermos aquilo, ficaremos magicamente curados. Há muitos sites divulgando tipos de alimentação para os pacientes com EM. A verdade é que não existem evidências científicas de que nenhuma alimentação específica cure a EM. Alguns estudos controlados investigando a relação entre EM e alimentação mostraram que aquilo que você come tem pouca influência na evolução dessa doença.

Isso posto, vale lembrar que uma boa nutrição é importante para uma boa saúde. Uma alimentação com poucas gorduras e muitas fibras é essencial. Tanto a Associação Norte-americana do Coração como a Sociedade Norte-americana do Câncer oferecem recomendações sobre o que constitui uma dieta saudável. Além disso, manter o peso sob controle pode ajudar na luta contra a fadiga e as dificuldades de movimentação associadas à EM. Claro, isso é válido para todas as pessoas, não só para quem tem EM. Consulte seu médico antes de iniciar qualquer programa de alimentação.

Vitaminas e sais minerais ajudam no combate à EM?

A verdade é que a maioria das pessoas não segue uma dieta saudável e equilibrada o tempo todo. E há aqueles que *nunca* seguem uma dieta saudável. Basta andar de carro por qualquer avenida ou rua com mais movimento e contar o número de lanchonetes! Todos os dias comemos porcarias demais, gorduras em excesso, muitas comidas industrializadas e cheias de substâncias químicas.

Diante disso, a maioria precisa de algum tipo de multivitamina que ajude a preencher as lacunas dos maus hábitos alimentares cultivados. Seu médico (ou um nutricionista *credenciado*) pode recomendar uma boa multivitamina para uso diário. (Confirme se o nutricionista tem esse registro profissional. Muitas pessoas que se dizem nutricionistas não o são de fato. Seu médico pode lhe fornecer uma lista de profissionais credenciados em sua região.) Consulte seu médico antes de tomar qualquer tipo de suplemento vitamínico.

O que são megavitaminas? Adiantam em casos de EM?

Tratar a EM com megavitaminas baseia-se na hipótese de que a EM seja causada por uma deficiência de vitaminas. As pesquisas não têm mostrado correlação entre deficiência vitamínica e EM. Embora as vitaminas sejam essenciais para uma boa saúde, na realidade, as megavitaminas podem ser até prejudiciais. Excesso de vitamina A, B_6 e D pode causar danos ao fígado e ao sistema nervoso. Além disso, administração exagerada de uma vitamina pode eventualmente ocasionar deficiência de outra. Consulte seu médico antes de tomar qualquer suplemento vitamínico.

Ervas medicinais podem ajudar?

As ervas atuam como as drogas pois provocam mudanças nas funções orgânicas. Elas podem tanto ser úteis como nocivas. Atente para o fato de que alguns suplementos fitoterápicos não devem ser tomados com alguns remédios alopáticos, pois podem interferir na eficácia destes. Por exemplo, erva-de-são-joão não deve ser tomada com antidepressivos vendidos apenas com receita médica.

As ervas da tabela 4 são relevantes para pacientes com EM. As três primeiras podem ser benéficas para muitos deles e as três últimas, embora apresentem benefícios atraentes, podem, na realidade, exacerbar os sintomas da EM.

Tabela 4 Ervas medicinais*

Nome da erva	Origem	Recomendação de uso
Ginkgo biloba	Antioxidante proveniente de uma árvore nativa da China	Recomendado: ajuda a diminuir a atividade das células imunológicas e pode inibir a formação de coágulos no sangue
Erva-de-são-joão	Feita de uma flor amarela	Recomendada: usada como antidepressivo, mas não recomendada com medicamentos, pois pode interagir com drogas como Elavil, Pamelor, Tegretol, Dilatin e Misoline
Oxicoco	Fruta da América do Norte	Recomendado: usado para tratar infecções do trato urinário
Valeriana	Feita da raiz de uma flor	Não recomendada: usada como sonífero, pode aumentar o efeito sedativo de medicamentos prescritos
Ginseng asiático	Erva usada pelos chineses há séculos	Não recomendado: a suposta melhora no desempenho físico pode estimular o sistema imunológico
Equinácia	Feita de uma planta	Não recomendada: usada para tratar a gripe comum, pode estimular o sistema imunológico

* Sempre verifique com seu médico a conveniência de usar um medicamento fitoterápico antes de iniciar esse tratamento.

As obturações de amálgama causam EM? Se eu remover essas obturações a minha EM desaparece?

De jeito nenhum. As pesquisas têm comprovado que remover as obturações de amálgama não causa nenhuma mudança nos sintomas da EM. Além disso, casos de EM têm sido documentados desde o século XV, muito antes de a obturação de amálgama existir.

QUESTÕES FAMILIARES

Gostaríamos de ter filhos. Isso ainda é possível?

Em geral, os médicos não desaconselham os casais de ter filhos. Pesquisas têm demonstrado que a gestação não piora os sintomas da EM. Na verdade, frequentemente a EM entra em fase de remissão durante a gravidez. Entre as questões a serem analisadas antes de ter um filho estão:

- os motivos que os levam a querer ter um filho;
- a idade da mãe e seu nível atual de incapacidade causada pela EM;
- o esquema de apoio oferecido por parentes e amigos;
- aspectos ligados ao trabalho, inclusive período de licença e questões sobre Previdência Social.

Como a gravidez afeta a EM?

A maioria das pesquisas sobre gravidez e EM indica que quase todas as mulheres com essa doença passam muito bem durante a gestação. Algumas chegam a entrar em fase de remissão. Entretanto, a chance de um ataque aumenta em 50% nos primeiros três a seis meses após o parto. Muitas mulheres também relatam ataque logo após o parto.

Na minha terceira gestação, soube que estava grávida antes mesmo de fazer exame clínico. Uma manhã, enquanto me aprontava para o trabalho, olhei-me no espelho e pensei: "Hoje estou me sentindo bem!". De repente, me dei conta de que não estava me sentindo bem: estava me sentindo ótima! E então me surpreendi: eu me sentia normal. Foi quando percebi que estava grávida. Fazia muito tempo que não me sentia normal. Era ótimo. Infelizmente, três meses depois da gestação, a EM voltou em nova recorrência.

Nunca me arrependi de ter tido meus filhos. Às vezes é difícil lidar com eles, especialmente quando fico fatigada demais. Mas os benefícios superam muito quaisquer dificuldades que eu tenha tido.

Durante a gravidez posso usar algum medicamento modificador da doença?

Até este momento, Avonex, Betaseron, Copaxone e Rebif *não* foram aprovados para uso em grávidas. Portanto, a cada mulher cabe a decisão de começar uma família e adiar o tratamento, ou tomar um dos medicamentos moduladores da doença.

Logo antes da menstruação meus sintomas de EM pioram. Existe alguma ligação?

Até agora, as pesquisas têm indicado que pode haver aumento discreto dos sintomas de EM durante a menstruação. Tanto as mudanças hormonais como as na temperatura central do corpo poderiam explicar as alterações nos sintomas de EM durante a menstruação.

Posso transmitir a EM para o bebê?

A mãe não transmite EM para seu filho, mas existe uma possibilidade pequena de você transmitir para seu bebê a predisposição genética para EM. A chance de ele de fato desenvolver EM é pequena, entre 1% e 5%. Muitas pessoas (inclusive eu mesma) acreditam que experimentar o amor de um filho é muito mais importante que essa pequena possibilidade.

De acordo com o manual *Pregnancy* [Gravidez] da Sociedade Nacional de Esclerose Múltipla dos Estados Unidos, o risco de uma criança vir a ter EM é:

- se ninguém na família tem EM: 1 em 1 mil;
- se a mãe tem EM e o bebê é menina: 1 em 50;
- se o pai tem EM e o bebê é menino: 1 em 100;
- se um irmão tem EM: 1 em 20 a 50;
- se um gêmeo fraterno tem EM: risco equivalente ao de outros irmãos;
- se um gêmeo idêntico tem EM: 1 em 3.

Além disso, essa questão pode não ser sequer relevante na época em que seu filho alcançar a idade adulta, pois se espera que até lá já exista cura para essa doença, o que tornará inútil essa preocupação.

Aconselhamento familiar ajuda?

Quando digo que tenho EM, meu marido (com ar de brincadeira) costuma dizer: "Não, a família inteira tem EM!". E ele está certo. Quando alguém tem EM, a família toda é afetada – cônjuge, filhos, avós, vizinhos e amigos. Na minha família, a semana tem de girar em torno da minha EM. Dia sim, dia não tenho de tirar um cochilo, senão não consigo funcionar no outro dia. Não posso levantar peso nenhum e preciso de ajuda para abrir frascos e tirar pratos e travessas pesadas dos armários. Dependendo do nível de minha fadiga, preciso reservar tempo para descansar. Dirigir à noite também é um problema para mim. Quando saio com minhas amigas para uma "noitada", alguém tem de me dar carona para ir e voltar. Até os vizinhos ajudam, carregando as compras para dentro de casa ou fazendo a faxina, quando tenho um ataque.

Para muitas pessoas, mudanças desse tipo podem ser um grande transtorno tanto em sua própria vida como na de seus familiares. Os profissionais de aconselhamento podem, muitas vezes, ajudar a encontrar soluções criativas e positivas para lidar com essas mudanças. Muitas pessoas envergonham-se de procurar aconselhamento psicológico, pois acreditam que há um estigma associado a consultar um profissional dessa área, como se isso fosse sinal de fracasso. Isso não é verdade. Fazer um trabalho de aconselhamento pode ser sinal de força, de que você reconhece que existe um problema e quer encontrar uma maneira positiva de resolvê-lo. Isso é bom! Se você ainda está sentindo vergonha, lembre-se de que ninguém precisa saber disso além de você, sua família e o profissional contratado.

Mais uma observação: para que o aconselhamento funcione, você e o profissional precisam se dar bem. Às vezes, é preciso conhecer alguns profissionais antes de encontrar aquele com quem você se sente à vontade. Continue buscando até encontrar essa pessoa. Não desista!

Qual a melhor maneira de falar sobre EM com as crianças?

Hoje, o consenso geral dos especialistas é que as crianças, mesmo pequenas, devem saber que alguém que conhecem tem EM. Essa explicação deve ser dada de uma forma não dramática, com palavras adequadas à faixa etária de seus filhos.

Quando recebi o diagnóstico de EM, minhas duas filhas tinham quatro e seis anos. Meu marido e eu nos sentamos com elas e explicamos que eu tinha uma doença chamada esclerose múltipla ("EM" é mais fácil para crianças pequenas se lembrarem). Dissemos que eu ficaria cansada às vezes ou que as minhas pernas não funcionariam direito. Elas arregalaram os olhos quando eu disse que me aplicaria uma injeção todos os dias. Acharam tudo isso uma enorme novidade e ficaram muito curiosas para ver se a mamãe realmente era capaz de fazer uma coisa dessas. Também as tranquilizamos, dizendo que eu não ia morrer e que sempre estaria ali para cuidar delas.

Na escola onde leciono música, não falei nada para meus alunos até ter o primeiro ataque perceptível. Os mais velhos ficaram muito interessados pela doença e me fizeram várias perguntas. Um professor chegou a fazer do assunto um projeto de pesquisa na biblioteca! As crianças menores também pareceram ter assimilado bem a informação até que uma delas, um garotinho de cinco anos, rompeu em lágrimas quando me viu de bengala. Ele me perguntou aos soluços: "Você vai morrer?". Fiquei surpresa e respondi: "Não, não vou morrer. Mas olha só o que posso fazer com esta bengala!". Então, puxei-o com a bengala, para lhe dar um abraço apertado. Depois disso, todos os pequenos se aproximaram pedindo que eu fizesse o mesmo com eles.

Percebi que o fato de eu ter EM tem ajudado meus filhos pequenos em diversos sentidos. Eles parecem ser mais receptivos em relação às pessoas com deficiências. São muito prestativos quando tenho um ataque. (Minha segunda filha até se ofereceu para me emprestar seu ursinho predileto, por algum tempo!) E as crianças parecem um pouco mais corajosas durante procedimentos médicos como injeções, porque, afinal, a mamãe toma uma todo dia. É difícil saber o efeito que essas experiências terão sobre meus filhos quando forem adultos, mas espero que saibam encarar as adversidades com força e otimismo.

Como posso ajudar meus filhos a conviverem com minha doença?

As crianças são muito mais fortes e resistentes do que pensamos. Às vezes, a pessoa com EM acha que essa doença terá um efeito altamente destrutivo nos filhos, mas, em geral, o que acontece é justamente o contrário.

Quando escondemos das crianças as decepções e as dificuldades da vida, prestamos a elas um desserviço. Conviver com uma adversidade pode ensiná-las a ser fortes, tolerantes e gentis e a ter a capacidade de enfrentar mudanças.

Há muitas coisas que você pode fazer para ajudar seus filhos a conviver com sua EM de maneira positiva, entre elas:

- ser um exemplo de força; quando tiver um ataque, sempre diga para eles que esse também passará;
- explicar de que maneira eles podem ajudar, dando-lhes oportunidades para serem úteis e elogiando o esforço deles;
- explicar, de uma maneira delicada, e não de forma ameaçadora, como é essa doença; sempre responder a todas as perguntas que eles lhe fizerem;
- não esconder sua doença de seus filhos, pois eles costumam captar os sinais não verbais com muita rapidez e logo saberão que alguma coisa está errada;
- vivenciar bons momentos com seus filhos, lendo um bom livro, assistindo a filmes e programas instrutivos, pintando algo juntos ou levando-os a eventos culturais e esportivos; você pode não conseguir fazer algumas coisas com as crianças, mas isso não quer dizer que você não possa ser um bom pai ou uma boa mãe;
- usar o bom humor sempre que possível; rir pode aliviar a carga;
- às vezes, as crianças podem aproveitar algumas sessões de aconselhamento individual ou para o grupo familiar; não tenha receio de providenciar esse tipo de ajuda para seu filho.

Você teria mais alguma sugestão sobre como conviver com a EM?

Sim. Acredito que a espiritualidade e todo tipo de reflexão ajudam muitas pessoas. Minha fé em Deus me ajuda durante os momentos de depressão. Mas, mesmo com EM, minha vida é muito melhor e muito mais fácil do que antes. Deus tem estado ao meu lado me orientando, não para me curar, mas para me ajudar a encontrar forças e apoio, sempre que preciso. Da mesma maneira, você também pode encontrar algum tipo de prática religiosa ou de meditação que ajude você e sua família a lidar com essa doença.

Pertencer a uma comunidade religiosa também tem me ajudado muito. Quando tive um ataque muito intenso e fiquei em repouso durante algumas semanas, as pessoas de minha igreja se revezaram para trazer refeições para minha família. É tranquilizador saber que existe um grupo de pessoas próximas, sempre dispostas a me ajudar, que rezam por mim e cuidam do meu bem-estar. Sou muito grata a elas.

Mudanças no estilo de vida

O calor piora os sintomas de EM?

Por algum tempo, sim. Quando a temperatura do corpo sobe, a transmissão neuronal fica mais lenta, o que pode fazer que a pessoa com EM tenha uma sensação de moleza. Muitos portadores de EM se queixam de ficar péssimos no verão e de ser incapazes de sair de casa. Aparelhos de ar-condicionado são de fato indispensáveis para quem tem EM. Coletes de resfriamento, especialmente desenvolvidos para manter gelo ou gel frio em volta do tronco, também ajudam.

Adoro um banho bem quente e espumante. Posso continuar fazendo isso?

Isso é algo que só você pode resolver. O banho quente pode fazer você sentir fraqueza, mas nem todos os portadores de EM sofrem com o calor. Você precisa perceber quanto calor aguenta bem e ajustar suas atividades de acordo com isso.

E quanto às saunas e aos banhos de banheira?

Banhos quentes de banheira e saunas devem, de fato, ser evitados. Diferentemente de uma chuveirada, que esfria rapidamente, saunas e banheiras com água quente são feitas para manter as temperaturas elevadas, às vezes chegando a 40ºC! Não é uma boa ideia deixar a temperatura de seu corpo subir tanto. Você pode sentir tanta fraqueza que é capaz de desmaiar e se afogar; ou correr sério risco de a temperatura elevada ocasionar uma pseudoexacerbação. Ver mais informações a respeito no capítulo "Definindo a esclerose múltipla".

Posso tomar vacina contra gripe apesar de ter EM?

Sim! Pesquisas recentes não demonstraram nenhuma ligação entre vacinas contra gripe e recorrências de EM. Segundo o Comitê de Assessoria Médica da Sociedade Nacional de Esclerose Múltipla dos Estados Unidos, as vacinas contra gripe são seguras para os portadores de EM recorrente-remissiva. Mas, naturalmente, a decisão cabe a cada paciente e a cada médico. Peça a opinião de seu clínico a respeito de seu quadro em particular, antes de tomar essa vacina.

Pessoas com EM têm de fazer repouso?

Sim. Cada um encontra sua própria zona de conforto, quer dizer, o número de sonecas que precisa tirar durante a semana e a duração de cada uma.

Nos últimos anos, desde que recebi o diagnóstico de EM, consegui trabalhar em período integral, contanto que no sábado e domingo eu tirasse meus cochilos. Este ano, isso mudou. Esses dois períodos de descanso não foram mais suficientes, de modo que diminuí minha carga de trabalho para três dias por semana. Atualmente, trabalho às segundas, quartas e sextas. E às terças, quintas, sábados e domingos tiro cochilos de uma a duas horas.

No verão, tiro minha soneca praticamente todo dia. Se você tem filhos, isso pode ser difícil. Minhas crianças sabem que preciso descansar, então temos um período de silêncio na casa, durante o qual eles podem jogar no computador ou ler em seus quartos. Descobri que, se não tiro meus cochilos durante a semana, ou se faço isso só uma vez, não consigo "funcionar direito" e acabo faltando um dia no trabalho. Se você tem filhos pequenos que não dormem mais à tarde, talvez precise pedir ajuda aos amigos ou contratar uma babá para cuidar deles enquanto você descansa.

Pessoas com EM devem se exercitar? Isso ajuda?

Sem sombra de dúvida! Os exercícios fazem bem para todos. Ajudam a manter o coração saudável, fortalecem os ossos e os músculos e aumentam a força e a flexibilidade. Além disso, aliviam a fadiga. Esses são todos bons motivos para alguém com EM se exercitar.

Que exercícios são recomendados para quem tem EM?

Qualquer um que seu médico recomende e que você aprecie fazer! Algumas dicas:

- preste atenção na temperatura de seu corpo durante os exercícios, e não o aqueça demais;
- se possível, faça os exercícios em uma sala com ar-condicionado;
- comece devagar e aumente a carga e a intensidade dos exercícios aos poucos;
- faça levantamento de pesos, mesmo leves, pois isso ajuda a aumentar a força;
- alongamentos como os praticados na ioga ajudam a aumentar a flexibilidade e a diminuir a espasticidade;

- natação e hidroginástica são, em geral, consideradas boas escolhas para quem tem EM; você pode dosar seu próprio ritmo enquanto tonifica o corpo como um todo e aumenta a força, além de manter seu corpo frio;
- caminhar é bom para todo mundo; observe apenas que é melhor fazer isso nas horas mais frescas do dia, por exemplo, no início da manhã ou à noitinha; mas não se afaste muito de casa para evitar ter muito cansaço e não conseguir voltar! (Alguns praticantes de caminhada que têm EM saem com o celular só para garantir...); esteiras não são recomendadas para pessoas com dificuldades de equilíbrio e coordenação;
- talvez você se beneficie de um colete de resfriamento, uma peça desenvolvida para manter gelo ou gel frio em volta do tronco, que, além de deixar seu corpo resfriado durante o verão, também pode impedir que sua temperatura se eleve enquanto você faz os exercícios;
- finalmente, escolha uma atividade na qual você consiga ditar seu próprio ritmo; alguns dias, as coisas irão muito bem, e você vai se sentir um Arnold Schwarzenegger (mas isso não será sempre). A maior parte do tempo, é provável que você ache que a senhora de oitenta anos ao seu lado está se saindo muito melhor nos aparelhos de musculação! E provavelmente está mesmo, mas não importa. Qualquer exercício que você puder fazer lhe fará bem e será gratificante.

Segundo uma pesquisa sobre EM feita pelo dr. Jack Petajan, especialista em EM pela Universidade de Utah, a prática regular de exercícios melhora a força, o condicionamento físico e o controle da bexiga e do intestino, além de reduzir a depressão e a fadiga. Essas são todas boas razões para você começar a se exercitar já!

Ainda posso dirigir?

A EM pode causar numerosos problemas para dirigir em segurança, entre eles, dificuldades visuais, fadiga e dificuldades cognitivas como confusão, memória fraca e tempo de reação retardado, além de problemas de fraqueza e enrijecimento muscular.

Você consegue dirigir? Se seu médico disser que você está apto a dirigir e você passar no exame do Departamento de Trânsito, então *legalmente* você tem condições de guiar. Você se sentir confortável ou não fazendo isso é *outra* questão. Dirigir à noite pode ser difícil ou até mesmo impossível no seu caso, pois talvez sinta dificuldade com o brilho dos faróis e de outras luzes e tenha visão periférica reduzida.

Mas ainda não desista do volante. Muitas pessoas com EM podem continuar dirigindo em segurança se fizerem pequenos ajustes de rotina e hábitos. Algumas medidas que você pode adotar para se assegurar de que irá dirigir em segurança são:

- não dirija se estiver fatigado; a fadiga pode deixar sua visão embaçada;
- mantenha a calma; use o ar-condicionado e leve uma bebida refrescante;
- evite as vias expressas de alta velocidade sempre que possível;
- algumas pessoas podem continuar dirigindo veículos com algumas adaptações;
- se você precisa usar óculos, verifique se sua receita está atualizada e se inclui prescrição para lentes antirreflexo, que devem ser usadas para dirigir à noite;
- nunca dirija enquanto estiver passando por um ataque de EM que prejudique sua visão;
- nunca dirija enquanto estiver passando por um ataque de EM que cause convulsões epilépticas ou mesmo pequenos episódios de "ausência";
- se o tempo estiver ruim, prefira ficar em casa;
- sempre tenha à mão um mapa, endereços e números de telefone;
- lembre-se de que aparelhos celulares podem ser muito úteis se você estiver perdido ou se seu carro quebrar de repente;
- quando os amigos se oferecerem para uma carona, aceite;
- use outros tipos de transporte como ônibus, trens ou aviões em caso de viagens mais longas;
- para evitar dores e enrijecimento muscular, saia do carro e se alongue em intervalos regulares;
- cuide da manutenção do seu carro.

Por fim, tenha em mente que, se achar que não é mais seguro você dirigir, provavelmente você tem razão. Não espere acontecer algum acidente para parar de dirigir. Há diversas opções para quem não pode dirigir por causa de alguma deficiência, entre elas, linhas de ônibus interurbanos, táxis, serviços de vans especiais, metrôs, grupos de rodízio de carro e a velha e boa carona de um amigo.

Posso tomar bebidas alcoólicas mesmo tendo EM?

Em minha opinião, e com base em conversas com outros portadores de EM, as bebidas alcoólicas não são uma boa ideia para quem tem EM. O álcool pode deixar a visão embaçada ou provocar diplopia, dificultar a locomoção e atrapalhar a coordenação, além de induzir tontura e fadiga (entre outros sintomas). Como muitos de nós que temos EM já apresentamos esses sintomas, o consumo de bebidas alcoólicas pode levá-los a um nível ainda pior. Além disso, o álcool pode interagir de maneira negativa com os remédios usados para tratar os sintomas da EM (por exemplo, as drogas para combater a depressão e a fadiga).

Para quem devo contar que tenho EM?

Antes de dar uma resposta a essa questão, vou contar uma pequena história. Quando eu era criança, tinha uma tia velhinha que telefonava para minha casa todo dia. Por algum motivo, era sempre eu que atendia ao telefone e a conversa era mais ou menos assim: "Como vai, titia?", "Ah, não estou muito bem. Minhas hemorroidas estão me judiando.". Ou ela citava algum outro problema de saúde muito constrangedor e em que eu não estava nada interessada.

A verdade é que, quando as pessoas perguntam "Como vai?", a maioria delas não quer de fato saber. É mais um cumprimento cordial do que outra coisa. Portanto, em geral, não comento sobre minha EM com ninguém fora da família e do círculo de amigos mais íntimos. Se preciso falar disso, pergunto para a pessoa se ela não se incomoda.

Nas fases iniciais da EM, talvez você sinta necessidade de falar da doença para todo mundo ou, ao contrário, de manter silêncio a respeito. Veja as sugestões a seguir, que podem ajudar você a tomar uma decisão sobre a melhor atitude:

- Informe seus familiares próximos (cônjuge, pais e filhos) o mais cedo possível. Mantenha essas conversas em um clima positivo. Dê a essas pessoas a oportunidade de ler algum bom livro sobre EM. Em geral, sua família desconhece essa doença tanto quanto você. Informar-se mais sobre ela pode ser reconfortante.
- Informe os amigos mais próximos que possam lhe dar apoio emocional e físico. Minhas amigas não só me ouvem, como também às vezes ajudam no serviço de casa e com as crianças e até me acompanham aos exames médicos, como ressonância. Eu não conseguiria sobreviver sem elas.

- Se você estiver namorando, é mais sensato falar a respeito de sua doença somente se o relacionamento se tornar mais sério. Pode ser muito cansativo falar com todo mundo sobre EM. Entretanto, se sua doença tiver se tornado visível, talvez seja adequada uma breve explicação sobre o uso de bengala etc. Se a relação ficar mais séria, vocês devem conversar sobre a interferência dessa doença em seu futuro como casal.
- Depende de você e de seu local de trabalho informar ou não seu patrão sobre a doença. Alguns dão apoio de imediato, enquanto outros se preocupam com a interferência da EM em sua produtividade e no desempenho de suas responsabilidades. Se sua doença não é visível e não tem afetado seu desempenho profissional, talvez seja melhor não falar nada. Se você tem faltado ao trabalho por causa dos ataques ou se precisa de acomodações especiais por causa da EM (como maçanetas adaptadas e local de trabalho com fácil acesso ao banheiro), será melhor informar seu chefe. Quando sabem que você tem uma doença, os patrões costumam se mostrar mais compreensivos do que quando pensam que você está apenas pedindo muitas licenças de saúde sem motivo para tanto. Além disso, outros sintomas de EM, como tremores e estremecimentos musculares, podem ser confundidos com abuso de álcool ou drogas e, com certeza, você não vai querer que as pessoas tenham uma impressão errada sobre seu problema.

Devo trabalhar?

É complicado responder a esta pergunta porque ninguém pode saber como evoluirá seu caso de EM. Por exemplo, você pode ter alguns episódios e, então, a doença acalmar, ou ao contrário, ela pode ter uma progressão gradual até níveis de maior comprometimento. Também é possível que a fadiga associada à EM se torne incapacitante. O modo como você se sente muda a cada dia. Pode haver períodos em que você consegue trabalhar com toda facilidade, e outros em que se ocupar é uma luta, ou mesmo totalmente impossível. A decisão sobre trabalhar – ou não – não deve ser tomada às pressas. Um problema que hoje pode ser grave, em um mês pode estar completamente resolvido.

Em geral, os amigos vão aconselhar você a parar e a solicitar pensão ou aposentadoria por invalidez, mas o fato é que trabalhar costuma ser benéfico para as pessoas financeira, física e psicologicamente. Em alguns casos, mudar de carreira ou trabalhar meio período podem ser soluções mais satisfatórias.

Trabalho como professora e, este ano, descobri que não poderia mais lecionar em período integral. Não era capaz de dar conta dos compromissos durante toda a semana e acabava precisando de um dia inteiro para descansar. Então, meu marido e eu conversamos com algumas pessoas que conhecem os benefícios da Previdência Social e decidimos que eu deveria reduzir minha carga horária em 60%. Agora, trabalho três dias por semana – segundas, quartas e sextas – e em apenas um deles trabalho período integral, o que para mim é possível. Também conservei meus benefícios, assumindo a cobertura de 40% do custo. Foi uma perda financeira, mas o ganho físico e psicológico é fenomenal. Espero ser capaz de continuar trabalhando nesse esquema por muito tempo ainda.

Devo largar o emprego?

Esta pergunta é difícil de responder. Há diversos fatores a serem considerados, entre eles:

- Seu emprego oferece plano de saúde? Como você manteria um plano de saúde se se demitisse? Você consegue pagar um plano de saúde particular?
- Seu emprego oferece convênio com farmácias para compra de remédios com receita? Atualmente você está usando algum medicamento modificador da doença? Você tem condições de arcar com o custo dos medicamentos modificadores da doença?
- Você tem seguro contra invalidez? Quais as regras e cláusulas relativas a esse seguro? Há período de carência? Que parcela de seu salário cobre esse seguro? Esse benefício pode ser mantido até você atingir 65 anos?
- Você gosta do que faz? Seu trabalho lhe oferece sentimento de realização?
- Você ajuda outras pessoas por meio de seu trabalho? Você acha que o que faz é socialmente útil ou significativo?
- Se você parar de trabalhar, como vai ocupar seu tempo?
- O estresse de seu trabalho afeta sua EM?
- Você precisa com frequência de mais dias do que o permitido pela licença de saúde por causa de acessos repentinos?
- Você tem fadiga a ponto de não conseguir participar de outras atividades fora do trabalho?
- Você pode pagar suas contas caso peça demissão?

- Seu cônjuge teria de arranjar outro trabalho ou fazer horas extras para compensar a perda do rendimento, caso você se demita?
- Você poderia diminuir sua carga horária ou trabalhar meio período?
- Quantos anos você tem? Há quanto tempo está em seu atual emprego?
- Se você se demitir, poderia voltar caso desejasse (por um salário menor, talvez)?
- Você voltaria no mesmo cargo ou em cargo diferente? Se sua empresa não recontratar você, seria possível encontrar vaga em outro lugar?
- E a aposentadoria? Você tem uma poupança para quando se aposentar? Como vai administrar esse fundo se se demitir? Você pode pedir aposentadoria antecipada?
- Algum ajuste especial no local de trabalho poderia ajudar você a manter seu atual emprego? Qual seria? Você acha que seu chefe ou o dono da empresa estariam dispostos a concordar com essa alteração?

De acordo com a Sociedade Nacional de Esclerose Múltipla dos Estados Unidos, somente 30% dos portadores da doença ainda trabalham período integral após vinte anos. Mas, com o aparecimento de novos remédios, esse número pode mudar em futuro próximo.

Se você deve continuar trabalhando, e quantas horas por dia, é de fato uma decisão a ser tomada por você com seu cônjuge, seu médico e, em alguns casos, seu empregador. Alguns patrões são muito flexíveis quando descobrem que um funcionário tem EM. Podem ser feitos alguns arranjos especiais, como fazer que seu local de trabalho tenha fácil acesso ao banheiro, ou colocar maçanetas e alças adaptadas. Na escola onde dou aula de música, a diretora revelou-se muito solidária. Quando comecei a ter problemas com a fadiga, ela providenciou uma sala em que eu podia dar aulas sem ter de ir de classe em classe, como antes, empurrando meu material de aula em um carrinho. Horários flexíveis, trabalho de meio período e trabalho em casa são outras opções para não perder um bom funcionário que tem EM. Cada situação tem suas peculiaridades.

Antes de se decidir, discuta a situação de todas as formas possíveis. Pode ser interessante, inclusive, conversar a esse respeito com um consultor financeiro. Observe que se você mudar de emprego provavelmente o plano de saúde da nova empresa não cobrirá doenças preexistentes por algum tempo. É bom lembrar esse fato se você precisar mudar de plano de saúde por algum motivo.

OUTRAS QUESTÕES RELEVANTES SOBRE EM

O que é a Abem – Associação Brasileira de Esclerose Múltipla

Associação Brasileira de Esclerose Múltipla (Abem) é uma entidade filantrópica, sem fins lucrativos, reconhecida como Utilidade Pública, Federal, Estadual e Municipal. É filiada à MSIF (Multiple Sclerosis International Federation), sediada em Londres, que coordena as pesquisas sobre EM no mundo todo. Hoje, a Abem atende mais de 5 mil portadores em todo Brasil, dando orientações por carta, telefone e internet; 580 destes são atendidos em sua sede em São Paulo, no Centro de Neurorreabilitação, que presta, exclusivamente, ao paciente portador de EM diversos serviços, gerando um conforto pessoal e melhor convívio social. São eles: fisiatria, psiquiatria, urologia, fisioterapia, fonoaudiologia, neuropsicologia, psicologia comportamental cognitiva, terapia familiar, terapia ocupacional (TO), terapia funcional (TO + Fisio), nutrição, acupuntura e enfermagem.

A Abem também oferece serviço social e atendimento jurídico para o paciente e seus familiares. Além desse centro, a Abem possui um espaço – o Centro de Convivência – onde paciente e familiares encontram apoio social conjugado ao terapêutico, por meio de atividades artísticas, culturais, sociais, lúdicas e de lazer, cujo objetivo é desenvolver a autoestima, a criatividade e a sociabilidade, desmistificando conceitos sobre limites de competência e atuação do portador e reconhecendo sua capacidade de produzir.

PARTE III
Sugestões

O QUE FAZER SE VOCÊ ACHA QUE TEM EM, MAS AINDA NÃO RECEBEU ESSE DIAGNÓSTICO

Sem dúvida, um dos aspectos mais frustrantes de ter EM é conseguir chegar ao diagnóstico e saber o que fazer até que isso ocorra. Ofereço, a seguir, algumas sugestões que gostaria muito de ter recebido quando comecei a sentir os primeiros sintomas. Espero que sejam úteis para você!

1. *Encontre bons clínico geral, neurologista e oftalmologista e permaneça com eles.* Mudar muito de médico pode adiar o diagnóstico. Em geral, o médico precisa acompanhar a evolução dos sintomas ao longo do tempo. Ele não tem como fazer isso se acabou de conhecer você. Além disso, conseguir a primeira consulta com um especialista pode, às vezes, levar três meses ou mais. Não espere até ter um ataque para procurar um médico. Conte com um relacionamento já firmado.
2. *Mantenha um registro de seus sintomas.* Anote a data e a duração do sintoma. Explique do que se trata e com que intensidade ocorre. Anote qualquer evento significativo observado na época de surgimento do sintoma (por exemplo, alguma doença, uma situação estressante, uma lesão). Anote todas as consultas médicas, o que foi falado e as sugestões de tratamento oferecidas.
3. *Faça um bom plano de saúde, se você ainda não tem, e certifique-se de que ele inclui compra de medicamentos.* Telefone e confirme se Avonex, Betaseron, Copaxone e Rebif, os medicamentos modificadores da doença, estão incluídos em seu plano. (Na época em que este livro foi escrito, esses medicamentos custavam 1.200 dólares por mês). Verifique a margem de desconto para as receitas. Observação: é praticamente impossível contratar um plano de saúde particular depois de receber o diagnóstico de EM. Contrate um plano agora!
4. *Contrate bons seguros de vida e contra invalidez.* Se você estiver trabalhando, verifique se o seguro contra invalidez cobre 100% de seu salário. Observação: é praticamente impossível obter qualquer um desses dois tipos de seguro depois de receber o diagnóstico de EM.

Dezessete coisas para fazer se você tem EM

1. Encontre um bom neurologista e permaneça com ele.
2. Pesquise e escolha um dos remédios modificadores da doença (Avonex, Betaseron, Copaxone ou Rebif) e comece a usá-lo o mais rápido possível.
3. Acesse mensalmente o site da Abem (Associação Brasileira de Esclerose Múltipla) e do BCTRIMS (Comitê Brasileiro de Tratamento e Pesquisa da Esclerose Múltipla).
4. Entre na academia de ginástica ou converse com seu médico para encontrar um bom programa de exercícios.
5. Mantenha uma dieta bem equilibrada e beba bastante água.
6. Mantenha seu peso sob controle.
7. Tente manter baixo o nível de estresse.
8. Evite se esforçar muito.
9. Aprenda a aceitar a ajuda de amigos e parentes.
10. Descanse com mais frequência e tire sonecas durante o dia!
11. Observe sua temperatura corporal (evite calor em excesso durante o verão e evite adoecer).
12. Se você for uma pessoa religiosa, reze diariamente, no carro, no banho, sempre que puder.
13. Agradeça tudo o que tem.
14. Ria! Com bom humor você conseguirá enfrentar qualquer coisa.
15. Não perca a esperança.
16. Lembre-se de que a cura está a caminho e chegará ainda na geração atual.
17. Jamais se esqueça de que você não está só.

Sugestões para os amigos de portadores de EM

Se você conhece alguém com EM, pode ser de grande ajuda para essa pessoa. Para saber melhor como agir, tenha em mente as seguintes sugestões:

1. Seja solidário. Diga expressões como "Me desculpe" e "Há algo que eu possa fazer para ajudar?".

2. Evite chavões como "Deus nunca manda mais do que podemos aguentar" ou "Deus lhe enviou essa doença porque você é especial".
3. Ofereça-se para ajudar no serviço de casa ou para cuidar das crianças por algum tempo. Não espere retribuição. Às vezes, é mais fácil para a mulher com EM contratar uma babá do que esperar até poder retribuir o favor.
4. Não pergunte o tempo todo como a pessoa está se sentindo. A pessoa é mais do que sua doença. Ela ainda é alguém que você conhece e ama. A EM que ela tem é só uma pequena parte de sua identidade.
5. Um presentinho de vez em quando será muito bem-vindo. Um pedaço de torta ou um ramo de flores recém-colhidas sempre deixam mais alegre o dia de qualquer pessoa.
6. Use o bom humor. Levar as coisas de maneira mais leve às vezes ajuda a pessoa a enfrentar momentos difíceis.
7. Ajude seu (sua) amigo (a) a fazer um passeio. Uma tarde no parque, um cinema ou uma noite em um barzinho pode fazer milagres!
8. Se seu amigo gosta de fazer exercícios, ofereça sua companhia. Ou assista com ele a uma partida de futebol ou outro esporte.
9. Ouça, quando a pessoa precisar desabafar. Ofereça seu ombro se ela precisar chorar.
10. E diga que ela pode contar com você.

SUGESTÕES PARA O CÔNJUGE E OUTRAS PESSOAS IMPORTANTES NA VIDA DE QUEM TEM EM

Quando uma pessoa da família tem EM, todos devem aprender a conviver com essa doença, pois ela pode afetar e alterar muitas coisas no ambiente doméstico. Ela modifica os papéis da esposa e do marido como pais, provedores, cuidadores e responsáveis pelo bem-estar dos filhos. Seguem sugestões que podem ajudar você a enfrentar essas mudanças:

1. Seja flexível. Permita-se mudar os papéis familiares conforme a doença progride.
2. Esteja disponível e disposto a ouvir. Medo, frustração e raiva são emoções comuns quando temos de conviver com a EM.

3. Compareça às consultas de seu cônjuge ou de outras pessoas importantes na sua vida.
4. Informe-se sobre a doença.
5. Não presuma que, porque a pessoa aparenta estar bem, ela realmente está se sentindo bem. A EM costuma ser invisível para todos, menos para o paciente.
6. Reze com a pessoa.
7. A EM pode tornar ainda mais intensas as dificuldades do casamento e dos relacionamentos. Não tenha receio de procurar aconselhamento psicológico.
8. Ofereça ao cônjuge ou ao companheiro oportunidades para descansar.
9. Diga-lhe que você o ama.
10. Incentive a alegria e a jovialidade em seu relacionamento. Um piquenique sob as árvores, deitar em uma manta pra contemplar as estrelas ou qualquer atividade simples pode ajudar a arejar e revitalizar a relação.

Conclusão

Chegamos ao fim de *Esclerose múltipla:* respostas tranquilizadoras para perguntas frequentes. Espero que a leitura deste livro tenha sido útil. Você vai experimentar dias bons e dias difíceis, em sua luta contra essa doença. A EM é uma enfermidade terrível. Mas você é mais do que ela. Você é mãe, pai, amigo, marido, esposa, funcionário, chefe, professor. Você é muito mais. Lembre-se: a cura está chegando. Sem dúvida, nós a conheceremos ainda em nossa geração. Você não terá essa doença para sempre. O objetivo é aguentar firme, adiando o máximo possível os danos ao seu corpo, e viver de maneira plena e feliz. Você é importante. É especial. Você não está só. E lembre-se: há esperança!

Quando eu era criança, meu avô costumava me dizer: "Só existem duas coisas que você tem de fazer na vida: morrer e pagar imposto!". Bom, ele estava errado. Existe mais uma coisa: você tem de mudar. Nossas vidas estão constantemente mudando e sei que a minha com certeza mudou, em setembro de 1995, quando comecei a sofrer de EM. Essa enorme mudança foi algo inesperado e me deixou com medo. E a pergunta que eu me fazia sem parar era: "Por que eu?".

Em seu livro *The winning spirit* [O espírito vencedor], Zoe Koplowitz fala do "Por que eu?" e adoro a resposta dela: "Quanto à formidável pergunta 'Por que eu?', talvez a resposta seja bem mais simples do que eu tinha desconfiado. Talvez ela possa ser resumida em poucas letras, três palavrinhas só: 'Por que não?'".

Por que não eu? Por que não você? Aconteceu: uma mudança que nunca esperamos nem pudemos prever. Não é culpa de ninguém. Tornar-se uma pessoa amarga e enraivecida não vai ajudar em nada. Os especialistas dizem que em um processo de luto devemos atravessar alguns estágios: negação, raiva, tristeza e, enfim, aceitação. Não acho que consigamos chegar à fase da aceitação, quando se trata de EM. Nunca aceitamos que temos essa doença terrível, mas acredito que, em vez disso, conseguimos atingir o estágio do *"bom, então tá"*. Não gostamos dessa doença. Não queremos que ela exista em nós. Não a aceitamos, mas podemos nos olhar no espelho e dizer: *"Bom, então tá! O que posso fazer agora?"*. Talvez esta seja a grande pergunta que você pode fazer a si mesmo: "O que posso fazer agora?". E também: "O que posso fazer para que minha vida seja especial e linda?".

A EM irá alterar significativamente sua vida. Afetará sua saúde, sua ocupação profissional, seu papel na família, seus relacionamentos e sua capacidade para fazer algumas coisas de que você gosta. Mas, talvez, essa não seja a espécie de mudança com a qual precisamos nos preocupar. Talvez a verdadeira grande mudança ocorra em nosso íntimo e seja algo que podemos administrar.

Tenho um aluno chamado Stephen. Ele tem oito anos e é portador de um tipo de deficiência. Está em uma classe para portadores de necessidades especiais na escola em que dou aula de música. A cabeça de Stephen tem uma má-formação, causada por uma doença que provoca o crescimento de seu cérebro. Um dia, ele vai morrer por causa disso. Mas, quando estamos com ele, não se desconfia de nada. Seus olhos castanhos brilham de amor pela vida. Stephen adora música. Adora. Todo dia, quando chego, ele canta alguma música nova para mim.

Um dia, durante a minha aula, Stephen anunciou que quer ser um astro do *rock* quando crescer. Imediatamente, a imagem de corpos perfeitos dançando e tocando diante de uma multidão extasiada passou-me rapidamente pela cabeça. Stephen nunca chegará a ser uma estrela do *rock*. Enquanto dirigia, de volta para casa, pensei no sonho daquele menino. Pensei em como a vida é injusta e que criança adorável ele é. Então, percebi que talvez a minha ideia de um astro do *rock* fosse muito diferente da ideia que Stephen tem.

No dia seguinte, fui a uma loja de fantasias e comprei dez instrumentos musicais infláveis. Quando cheguei na classe de Stephen, avisei: "Hoje, nós vamos ser todos astros do *rock*!". Entreguei um microfone a Stephen e distribuí os outros instrumentos entre a garotada. Depois coloquei o CD favorito dele para tocar e fizemos a festa. Éramos astros do *rock*. Estávamos tocando juntos e improvisando. Nunca ninguém ouviu música mais linda, nem viu uma plateia em maior delírio. E Stephen realizou seu sonho. Era um astro do *rock*.

É isso que temos de fazer com nossa EM. Precisamos pensar de uma maneira não convencional e mudar o que está em nossa própria mente. Um dos meus sonhos sempre foi visitar o Grand Canyon, sentada no lombo de uma mula e experimentando em minha própria pele a maravilha do cânion. Agora, porém, não tenho a força ou a disposição física para esse tipo de viagem. E o calor rapidamente acabaria comigo. Então, um dia, estava lendo um artigo na edição de verão de 2001 do *InsideMS*, que falava de como você pode viajar e se divertir. Esse artigo sugeria justamente sobrevoar o Grand Canyon de helicóptero. Não sei o que você acha, mas para mim parece muito mais excitante do que ir no lombo de uma mula! Muito mais agradável e sem ficar com as nádegas doloridas!

Foi isso que Stephen me ensinou: a pensar de outro jeito; a não apenas supor que não posso fazer alguma coisa só porque tenho uma doença. Eu talvez tenha de mudar a ideia que tenho dos astros de *rock*, mas mesmo assim posso experimentar ser um deles. Depois de começar a sofrer de EM, para viver com esperança é preciso jamais desistir. Devemos combater essa doença e nunca deixar que ela se acomode em nós. Um dia, ficaremos livres dela. Logo. Até que esse dia chegue, no entanto, vamos pensar de maneira criativa. Se você não pode mais praticar esportes, torne-se instrutor. Se não pode mais trabalhar, seja voluntário em uma escola infantil ou na preparação de sopa para distribuir aos sem-teto. Aprenda a tocar piano, a pintar. Há muitas coisas que podemos fazer para que nossa vida se torne uma deliciosa e querida canção, apesar da EM.

Glossário

Acupuntura: método milenar de tratamento chinês em que agulhas finíssimas são aplicadas em vários pontos do corpo.

Amálgama: material usado pelos dentistas para obturar dentes.

Aromaterapia: uso de óleos aromáticos para fins terapêuticos.

Ataque: aparecimento de um novo sintoma de EM, que dura mais de 24 horas.

Bandas oligoclonais: indicam a inflamação crônica encontrada no líquido cerebrospinal. Aproximadamente 90% dos portadores de EM têm nível anormal de anticorpos, detectado por esse exame da medula.

Célula B: tipo de célula branca do sangue que fabrica anticorpos.

Célula T (linfócitos T): é fabricada no tutano, mas amadurece no timo. Há células T com função de ajudar as células B a produzir anticorpos e outras células T que matam ou suprimem a produção de anticorpos pelas células B.

Comichão paroxística: coceira intensa e inexplicada.

Corticosteroides: medicamentos em geral administrados por via intravenosa, a fim de reduzir a inflamação durante um ataque de EM.

Depressão: sentimento de tristeza e impotência que não se dissipa.

Desmielinização: destruição ou perda da mielina cerebral, do nervo óptico e da medula espinhal.

Diplopia: visão dupla.

Disestesia: alteração das sensações, como comichão, queimação ou sensação de alfinetadas e agulhadas.

Disfunção erétil: dificuldade em alcançar ou manter a ereção.

Doença autoimune: doença em que o sistema imunológico ataca os tecidos do próprio organismo causando enfermidades. A esclerose múltipla é uma doença considerada autoimune.

EEG (eletroencefalograma): exame que registra as ondas cerebrais do paciente.

Esclerose: deriva da palavra "esclerótica" e significa escarificação. Esclerose múltipla significa "muitas cicatrizes" ao longo do sistema nervoso central.

Espasticidade: enrijecimento involuntário e movimentos ou espasmos repentinos.

Exacerbação: piora dos sintomas existentes ou incapacitação.

Exame de liquor (punção lombar): procedimento no qual uma pequena quantidade de líquido é retirada da medula por uma agulha inserida na região lombar das costas.

Exame de potencial evocado: estudo elétrico destinado a medir a velocidade de captação de mensagens visuais, auditivas e álgicas pelo cérebro.

Fadiga: cansaço intenso.

Frequência: necessidade de urinar apesar de ter esvaziado a bexiga recentemente.

Hesitação: atraso para iniciar a micção.

Incontinência: incapacidade de controlar o momento e o lugar da micção.

Intramuscular: dentro do músculo, como uma injeção intramuscular com uma agulha de mais ou menos 3 cm.

Intravenoso: modo de aplicação direta na veia do paciente por meio de injeção.

Ioga: técnica de exercícios e meditação que promove o relaxamento, a flexibilidade e a força muscular.

Irrupção: piora dos sintomas existentes ou incapacitação.

Lesões (placas): ponto ou localização no cérebro, nervo óptico ou medula espinhal que apresenta desmielinização.

Linfócito: célula branca do sangue. Há duas espécies de linfócitos: o tipo B, ou célula B, que produz anticorpos e origina-se no tutano; e o tipo T, ou célula T, produzido no tutano, mas amadurecido no timo. Há células T com função de auxiliar as células B a produzir anticorpos e outras células T com função de suprimir ou impedir a produção de anticorpos pelas células B.

Massagem: fricção ou compressão com os nós dos dedos sobre partes do corpo para ajudar a circulação do sangue e descontrair os músculos.

Megavitamina: dose de vitaminas maior que o normal.

Mielina: uma camada macia e cerácea composta de gorduras e proteínas, que envolve e protege as fibras neuronais.

Neuralgia do trigêmeo: dor facial.

Neurite óptica: lesão do nervo óptico que causa visão embaçada, cegueira para cor, pontos cegos e dor. Pode ser causada por desmielinização.

Neurologista: médico especialista em distúrbios e doenças do sistema nervoso central.

Nistagmo: movimentos oculares involuntários.

Noctúria: necessidade de urinar frequentemente durante a noite.

Oligodendrócitos: tipo de célula que produz a mielina.

Oxigênio hiperbárico: tratamento em que uma câmara é utilizada para proporcionar ao paciente altas concentrações de oxigênio.

Paralisia: incapacidade de mover várias partes do corpo.

Parestesia: dor.

Placa (lesão): ponto ou localização no cérebro, nervo óptico ou medula espinhal que apresenta desmielinização.

Pseudoexacerbação: piora dos sintomas causada por febre alta ocasionada por uma infecção.

Recidiva: aparecimento de novos sintomas de EM, que duram mais de 24 horas.

Reflexo de Babinski: indicador neurológico de quadro de EM, em que o dedão do pé se levanta, em vez de abaixar, quando a lateral do pé é estimulada.

Reflexologia: terapia que usa massagem e pressão em várias partes do pé.

Remissão: desaparecimento dos sintomas da doença.

Ressonância magnética: exame que usa campos magnéticos e ondas de rádio para produzir imagens de várias áreas do corpo.

Sensação de peso no peito: sensação de aperto, constrição, no peito.

Sinal de Lhermitte: sensação de choque elétrico causada por uma flexão do queixo na direção do peito.

Sintomas paroxísticos: breves episódios de EM, que duram de poucos segundos até menos de 24 horas.

Sistema nervoso central: inclui o cérebro, a medula espinhal e o nervo óptico.

Subcutâneo: logo abaixo da pele, como numa injeção subcutânea aplicada com uma agulha de menos de 2 cm.

Suscetibilidade: chance de ter EM. (Por exemplo, a suscetibilidade à EM é maior para mulheres, caucasianos e aqueles que foram criados nas regiões mais frias do planeta.)

Tai chi: sistema milenar chinês de exercícios meditativos.

Terapia por quelação: terapia potencialmente perigosa ou fatal que usa injeções intravenosas de ácido cristalino para remover metais pesados da corrente sanguínea.

Terapias alternativas: terapias que não pertencem à medicina tradicional, entre as quais se incluem a massagem e a acupuntura.

Tremor: movimentos rítmicos e involuntários dos músculos.

Urgência: incapacidade de adiar a micção.

Vertigem: sensação de rodopio, de que tudo está girando.

Referências

Periódicos

AUTOIMMUNITY may play role in disease. *USA Today*, v. 128, n. 2.653, p. 15-16, Oct. 1999.

BRAIN imaging system. *Electronics Now*, v. 69, n. 10, p. 23-24, Oct. 1998.

QUINN, Thomas C. Editorials. Chlamydia pneumoniae and multiple sclerosis: innocent bystander or culprit? *Annals of Neurology*, v. 49, n. 5, p. 556, 2001.

SEPPA, Nathan. Herpesvirus linked to multiple sclerosis. *Science News*, p. 356, Dec. 6, 1997.

SIBLERUD, R. L.; KIENHOLZ, E. A comparison of oral health between multiple sclerosis subjects with dental amalgams and those with amalgams removed. *Journal of Orthomolecular Psychiatry*, v. 14, n. 2, p. 93, 1999.

STOLBERG, Sheryl Gay. Trade agency finds web slippery with snake oil. *New York Times*, New York, p. A16, June 25, 1999.

TRAVIS, John. MS families: it's genes, not a virus. *Science News*, p. 180, Sept. 16, 1995.

Livros

GOLD, Susan Dudley. *Multiple sclerosis*. Berkeley Heights: Enslow Publishers, 2001.

KOPLOWITZ, Zoe; CELIZIC, Mike. *The winning spirit:* life lessons learned in last place. New York: Doubleday, 1997.

KRAFT, George H.; CATANZARO, Marci. *Living with multiple sclerosis*. 2nd ed. New York: Demos Medical Publishing, Inc., 2000.

SWIDERSKI, Richard M. *Multiple sclerosis through history and human life*. Jefferson, Londres: MacFarland & Company, Inc., 1998.

Apostilas

Clear thinking about alternative therapies, National Multiple Sclerosis Society.

Controlling relapses, National Multiple Sclerosis Society.

Exercise as part of everyday life, National Multiple Sclerosis Society.

Genes and MS susceptibility, National Multiple Sclerosis Society.

The history of multiple sclerosis, National Multiple Sclerosis Society.

Just the facts, National Multiple Sclerosis Society.

Living with multiple sclerosis, National Multiple Sclerosis Society.

The multiple sclerosis therapy guide: a patient's resource, Copaxone.

Pregnancy, National Multiple Sclerosis Society.

Boletins informativos

Preliminary study results suggest benefit of the monoclonal antibody antegren to treat MS, National Multiple Sclerosis Society, site.

Reports indicate no association between vaccinations and MS, National Multiple Sclerosis Society, site.

Room-temperature Betaseron available nationwide, May 2002, Berlex Laboratories, Inc., site.

FONTES DE CONSULTA

Livros

BARNES, David. *Multiple sclerosis:* questions and answers. West Palm Beach, Fla.: Merit Publishing International, 2000.

BOWLING, Allen C. *Alternative medicine and multiple sclerosis*. New York: Demos Medical Publishing, Inc., 2000.

BRUNETTE, Betty; GETVERTZ, Rob. *Coping with multiple sclerosis*. New York: Rosen Publishing Group, 2001.

COOPER, Laura D., Esq. *Insurance solutions, plan well, live better:* a workbook for people with chronic illnesses or disabilities. New York: Demos Medical Publishing, Inc., 2002.

CRISTALL, Barbara. *Coping when a parent has multiple sclerosis*. New York: Rosen Publishing Group, Inc., 1992.

GOLD, Susan Duddley. *Multiple sclerosis*. Berkeley Heights: Enslow Publishers, 2001.

GRAHAM, Judy. *Multiple sclerosis and having a baby*. Rochester, Vt.: Inner Traditions International, Limited, 1999.

HALPER, June. *Meeting the challenge of progressive MS*. New York: Demos Medical Publishing, Inc., 2001.

HOLLAND, Nancy; MURRAY, T. Jock; REINGOLD, Stephen C. *Multiple sclerosis*: a guide for the newly diagnosed. 2nd ed. New York: Demos Medical Publishing, Inc., 2002.

JOHNSON, Alice. *Mysterious stranger aboard*: a couple's 40-year battle with multiple sclerosis. Miami: Mal-Johal Productions, 1995.

KALB, Rosalind C., Ph.D. *Multiple sclerosis*: the questions you have – the answers you need. 2nd ed. New York: Demos Medical Publishing, Inc., 2000.

KOPLOWITZ, Zoe; CELIZIC, Mike. *The winning spirit*: life lessons learned in last place. New York: Doubleday, 1997.

KRAFT, George H.; CATANZARO, Marci. *Living with multiple sclerosis*. 2nd ed. New York: Demos Medical Publishing, Inc., 2000.

LANDER, David L. *Fall down, laughing*. New York: Tarcher/Putnam, 2000.

LECHTENBERG, Richard, M.D. *Multiple sclerosis fact book*. Philadelphia: F. A. Davis Company, 1995.

MACKIE, Carole. *Me and my shadow*. London: Aurum Press, 1999.

NICHOLS, Judith Lynn. *Living beyond multiple sclerosis*. Alameda, Calif.: Hunter House, Inc., 2000.

NOBLE, Linda; TOPF, Hal; BENNET, Zina. *You are not your illness*: seven principles for meeting the challenge, New York: Simon & Schuster, 1995.

O'CONNER, Paul, M.D. *Multiple sclerosis*: the facts you need. Willowdale, Can.: Firefly Books, 1999.

PEPE, Celeste; HAMMOND, Lisa. *Reversing multiple sclerosis:* 9 effective steps to recover your health. Charlottesville, Va.: Hampton Roads Publishing Company, Inc., 2001.

PERKINS, Lanny; PERKINS, Sara. *Multiple sclerosis:* your legal rights. 2nd ed. New York: Demos Medical Publishing, Inc., 1999.

POLMAN, Chris H.; MCDONALD, W. Ian. *Multiple sclerosis:* the guide to treatment and management. New York: Demos Medical Publishing, Inc., 2001.

ROSNER, Louis J., M.D.; ROSS, Shelley. *Multiple sclerosis:* new hope and practical advice for people with MS and their families. New York: Simon & Schuster, 1992.

RUMRILL JR., Phillip D. *Employment issues and multiple sclerosis.* New York: Demos Medical Publishing, Inc., 1997.

RUSSEL, Margo. *When the road turns:* inspirational stories about people with MS. Deerfield Beach, Fla.: Health Communications, Inc., 2001.

SCHWARTZ, Shelley Peterman. *300 tips for making life with multiple sclerosis easier.* New York: Demos Medical Publishing, Inc., 1999.

SHAPIRO, Randall T., M.D. *Symptom management in multiple sclerosis.* New York: Demos Medical Publishing, Inc., 1998.

SWIDERSKI, Richard M. *Multiple sclerosis through history and human life.* Jefferson, London: MacFarland & Company, Inc., 1998.

WEBSTER, Barbara D. *All of a piece.* Baltimore: Johns Hopkins University Press, 1989.

WILLIAMS, Montel. *Life lessons and reflections.* Carlsbad: Mountain Movers Press, 2000.

Artigos de periódicos, revistas e jornais

BERARDELLI, Phil. Herpesvirus linked to multiple sclerosis. *Science*, p. 1.710, Dec. 5, 1997.

BRAIN-IMAGING system. *Eletronics*, p. 23-24, Oct. 1998.

CERIO, Gregory. A dream is a wish your heart makes. *People*, p. 111-112, Oct. 23, 1996.

CERRATO, Paul L. A therapeutic bee sting? *RN*, p. 57, Aug. 1998.

COHEN, Rose. Feelings about assisted suicide. *InsideMS*, p. 47, Winter 2000.

DAY, Carol. A cowboy's toughest ride. *People*, p. 48, Sept. 29, 1997.

DEVELOPMENTS to watch. How the brain spots faces, new hope for multiple sclerosis via cell grafts, love in the time of computer chips. *Business Week*, p. 91, Jan. 20, 1997.

EBERS, G. C. et at. Conjugal multiple sclerosis: population-based prevalence and recurrence risks in offspring. *Annals of Neurology*, v. 48, n. 6, p. 927-931, 2000.

FIGHTING multiple sclerosis. More young women than you think are battling this mysterious disease. *Cosmopolitan*, p. 162, Apr. 1, 1996.

FOX, R. J.; COHEN, J. A. Review – Multiple sclerosis: the importance of early recognition and treatment. *Cleveland Clinic Journal of Medicine*, v. 68, n. 2, p. 157-170, 2001.

GARCIA, Malcolm. One MS patient chose suicide; another chose to keep living. *Knight-Ridder/Tribune News Service*, Mar. 30, 1999.

GOLDMAN, Lea. The billionaire and the orphan drug. *Forbes*, p. 168-169, Oct. 2, 2000.

GUNKEL, Gina Minielli; POPPER, Jackie Girsky. Incidental heroes. *We*, p. 64-69, Mar./Apr. 2000.

HUDEPOHL, Dana. I refuse to give in to a disabling disease. *Glamour*, p. 82--86, May 2000.

HUEBNER, Carol. On the job with MS. *InsideMS*, p. 12, Winter 2000.

KILCOYNE, Colleen. How I saved my own life. *American Health*, p. 104-105, Mar. 1999.

KING, Martha. Accessing the ABC's. *InsideMS*, p. 50, Winter 2000.

KOLATA, Gina. Study of brains alters the view on path of MS. *New York Times*, p. A1, Jan. 29, 1998.

KOPLOWITZ, Zoe; CELIZIC, Mike. I will be there for you. *Reader's Digest*, p. 129-133, Aug. 1998.

LAMBERT, Pam. Out of hiding. *People*, p. 75-76, June 14, 1999.

LINDSEY, J. William. Rx for MS. *Prevention*, p. 145, June 1997.

MACFARLANE, Ellen. My doctor duped me. *Ladies' Home Journal*, p. 36, Jan. 1996.

MACKIE, C. High flyer. *We*, p. 20, Sept./Oct. 1999.

MAIRS, Nancy. Learning from suffering. *The Christian Century*, p. 481, May 6, 1998.

_____. Who's calling? *The Christian Century*, p.1.167, Dec. 10, 1997.

_____. Wyrd made flesh. *The Christian Century*, p. 61, Jan. 21, 1998.

MS sufferers seek out Md. Woman for unorthodox bee-sting treatments. *Knight-Ridder/Tribune News Service*, Aug. 19, 1993.

OSMOND, Alan. With faith to carry on. *People*, p. 73-74, June 19, 1995.

PERKINS, Lanny; PERKINS, Sara. Planning for unplanned retirement. *InsideMS*, p. 19-22, Winter 2000.

POST mortem. *People*, p. 52-55, Sept. 16, 1996.

QUINN, Thomas C. Editorials. Chlamydia pneumoniae and multiple sclerosis: innocent bystander or culprit? *Annals of Neurology*, v. 49, n. 5, p. 556-557, 2001.

RAE-GRANT, Alexander D. Transient symptoms in multiple sclerosis. *MSQR*, p. 10-12, Winter 2001.

RESEARCHERS study Kevorkian deaths. Just 25 percent of those who sought Dr. Death were terminally ill. *Associated Press*, Dec. 7, 2000.

RIDGWAY, William M.; FASSO, Marcella; FATHMAN, C. Garrison. A new look at MHC and autoimmune disease. *Science*, p. 749, April 30, 1999.

ROSENFELD, Isadore, M.D. When your nerves can't communicate. *Parade Magazine*, p. 12, May 20, 2001.

RUDOLPH, Illeane. Allied forces. *TV Guide*, p. 42-43, Dec. 11-17, 1999.

SANZ, Cynthia. The challenge of his life. *People*, p. 169-171, Oct. 16, 1995.

SCHINDEHETTE, Susan. A fighting chance. *People*, p. 150-154, Nov. 29, 1999.

SCHULTHEIS, M. T.; GARAY, E.; DELUCA, J. The influence of cognitive impairment on driving performance in multiple sclerosis. *Neurology*, v. 56, n. 8, p. 1.089-1.093, 2001.

SEPPA, Nathan. Glutamate glut linked to multiple sclerosis. *Science News*, p. 22, Jan. 8, 2000.

_____. Herpesvirus linked to multiple sclerosis. *Science News*, p. 356, Dec. 6, 1997.

SIBLERUD, R. L.; KIENHOLZ, E. A comparison of oral health between multiple sclerosis subjects with dental amalgams and those with amalgams removed. *Journal of Orthomolecular Psychiatry*, v. 14, n. 2, p. 93, 1999.

SINGING praise. *People*, p. 115, Dec. 8, 1997.

SPECIAL article, clinical research, seizures in multiple sclerosis. *Epilepsia: The Journal of the International League Against Epilepsy*, v. 42, n. 1, p. 72-79, 2001.

STOLBERG, Sheryl Gay. Trade agency finds web slippery with snake oil. *New York Times*, p. A16, June 25, 1999.

THE ANSWER is in the bees. *Yankee*, p. 48-51, Aug. 1997.

TRAVIS, John. MS families: it's genes, not a virus. *Science News*, p. 180, Sept. 16, 1995.

WHITACRE, Caroline C.; REINGOLD, Stephen Charles; O'LOONEY, Patricia A. A gender gap in autoimmunity. *Science*, p. 1.277-1.278, Feb. 26, 1999.

WINRED, Herman. Pumping life into limbs. *Prevention*, p. 51-52, Oct. 1996.

WRIGHT, Bret R. Let me tell you about picking up the pieces. *InsideMS*, p. 62, Winter 2000.

Apostilas da Sociedade Nacional de Esclerose Múltipla dos Estados Unidos

Clear thinking about alternative therapies, de Virginia Foster: fatos e enganos comuns, comparações sobre medicinas alternativas e complementares, sugestões sobre avaliações de benefícios e riscos.

Controlling spasticity, de Nancy Holland, R.N., Ed.D. e Serena Stockwell: maneiras de controlar os sintomas de esclerose múltipla comuns e, algumas vezes, incapacitantes. Inclui sugestões de autoajuda, medicações, terapeutas corporais, enfermeiras e médicos.

Hiring help at home?: checklists e sugestões de exercícios para pessoas que necessitam de ajuda em casa, incluindo formulários para avaliação de necessidades, descrição do trabalho e contrato.

Keep S'myellin: revista colorida para crianças de cinco a doze anos. Contém artigos, entrevistas, jogos e atividades e uma seção especial destacável para os pais. Publicada quatro vezes ao ano.

MS and the mind: interessante reimpressão de *InsideMS* sobre depressão, funções cognitivas, emoções, dicas de convivência e medicações.

Overcoming speech problems: como os problemas de fala podem ser atenuados com exercícios físicos, medicações ou dispositivos tecnológicos.

Stretching for people with MS, de Beth E. Gibson, P.T.: manual ilustrado de alongamentos e exercícios equilibrados para um programa executado em casa.

Vision problems: terapia contínua para distúrbios oculares relacionados à EM e discussão sobre auxílio para pessoas com visão reduzida.

The win-win approach to reasonable accommodations: enhancing productivity on your job, de Richard T. Roessler, Ph.D. e Phillip Rumrill, Ph.D.: um guia prático para melhorar as acomodações no trabalho.

Sites

Federação Internacional de Esclerose Múltipla: www.msif.org/pt

Rebif: www.rebif.com.br

Algumas entidades brasileiras que oferecem atendimento e apoio ao tratamento da esclerose múltipla

Alagoas
Associação de Portadores de Esclerose Múltipla de Alagoas (Apemal)
Rua Edval Lemos, 225 – Pinheiro
CEP 57050-410 – Maceió
Tel.: (82) 3241-6834
Site: www.apemal.org

Amazonas
Associação dos Portadores de Esclerose Múltipla do Amazonas (Apeam)
Rua Rio Javari, 192 – Conj. Vieira Alves – Nossa Senhora das Graças
CEP 69053-110 – Manaus
Site: www.apeam-manaus.com.br

Bahia
Associação Baiana de Esclerose Múltipla (Abaianaem)
Rua Deocleciano Barreto – 10 – Chame-Chame
CEP 40150-400 – Salvador
Tel.: (71) 4009-8888

Grupo de Esperança Múltipla (AEM)
Rua Jardim Alvalice, 2 – Caminho de Areia
CEP 40440-560 – Salvador
E-mail: contato@esperancamultipla.com.br
Site: www.esperancamultipla.com.br

Brasília
Sociedade de Esclerose Múltipla de Brasília (Sembra)
QNE 19 – Casa 35 – Taguatinga
CEP 72125-190
Tel.: (61) 3354-1203
E-mail: sembradf@yahoo.com.br

Ceará
Associação Cearense de Esclerose Múltipla (Acem)
Alameda das Angélicas, Quadra 25 – Cidade 2.000
CEP 60190-100 – Fortaleza
Tel.: (85) 3249-3013

Espírito Santo
Associação Capixaba de Pacientes de Esclerose Múltipla (Acapem)
Rua Julia Lacurt Penna, 1.150 – Sl. 2 – Camburi
CEP 29090-210 – Vitória
Tel.: (27) 3347-4656

Goiás
Associação Goiana de Esclerose Múltipla (Agem)
Rua J, 44 – Quadra 85 – Lote 7
CEP 74673-610 – Goiânia
Tel.: (62) 3204- 2456
E-mail: agem_2005@yahoo.com.br

Mato Grosso
Associação de Portadores de Esclerose Múltipla – Mato Grosso (Aspem)
Rua Jundiaí, Quadra 7 – Casa 8 – Morada da Serra
CEP 78055-270 – Cuiabá
Tel.: (65) 3641-2173
E-mail: aspem@terra.com.br

Mato Grosso do Sul
Associação de Portadores de Esclerose Múltipla – Mato Grosso do Sul (Aspem)
Rua Brazilandi, 350 – Tiradentes
CEP 79041-050 – Campo Grande
Tel.: (67) 3349-2692
E-mail: aspemms@hotmail.com

Minas Gerais
Associação de Apoio ao Portador de Esclerose Múltipla (Asapem)
Rua Timóteo Nascimento, 213 – Santa Cruz

CEP 31150-570 – Belo Horizonte
Tel.: (31) 3424-1157

Associação do Triângulo Mineiro de Esclerose Múltipla (Astem)
R. Bauru, 28 – Jardim Brasília
CEP 38401-364 – Uberlândia
Tel.: (34) 3219-6131

Associação dos Amigos e Portadores de Esclerose Múltipla (Aapem)
Rua Barão do Rio Branco, 2.403 – Sala 7 – Centro
CEP 36010-011 – Juiz de Fora
Tel.: (32) 8835-0260
Site: www.aapem.com.br

Associação Uberabense de Amigos e Portadores de Esclerose Múltipla (Auapem)
Rua Rodolfo Machado Borges, 193 – São Benedito
CEP 38022-050 – Uberaba
Tel.: (34) 3312-6658

Grupo de Apoio a Portadores de Esclerose Múltipla Força Viva (Gapem)
Rua Marechal Deodoro, 38 – Centro
CEP 35010-280 – Governador Valadares
Tel.: (33) 3221-9188

Pará
Associação de Apoio aos Portadores de Esclerose Múltipla (Aapem)
Rodovia Augusto Montenegro – Icoaraci
CEP 66823-060 – Belém
E-mail: aapem.para@bol.com.br
Site: www.aapem.com.br

Paraíba
Associação Paraibana de Esclerose Múltipla (APBEM)
Rua Estudante Marizete Silva Nascimento, 151 – Mangabeira 7
CEP 58058-300 – João Pessoa
Tel.: (84) 3238-8608

Paraná
Associação Londrinense dos Portadores de Esclerose Múltipla (Alpem)
Rua Carmela Dutra, 500 – Ap. 501 – Centro
CEP 86210-000 – Jataizinho
Tel.: (43) 3259-1437
Site: www.alpem.hpg.com.br

Associação Paranaense de Esclerose Múltipla (Aparem)
Rua Lamenha Lins, 266 – Conj. 91 – Centro
CEP 80250-020 – Curitiba
Tel.: (41) 3233–5748
E-mail: aparemctba@hotmail.com
Site: www.aparemctba.org

Pernambuco
Associação Pernambucana de Esclerose Múltipla (Apem)
Rua Visconde de São Leopoldo, 143 – Engenho do Meio
CEP 50730-120 – Recife
Tel.: (81) 3454-4767

Piauí
Associação Piauiense de Portadores de Esclerose Múltipla (Appem)
Rua das Orquídeas, 1.645 – Fátima
CEP 64048-150 – Teresina
Tel.: (86) 3233-5670
Site: www.saomarcos.org.br/appem/index.asp

Rio de Janeiro
Associação dos Portadores de Esclerose Múltipla do Rio de Janeiro (Apem)
Rua Silva Jardim, 31 – 4º andar – Centro
CEP 20050-060 – Rio de Janeiro
Tel.: (21) 2240-3519
Site: www.apem.org.br

Associação e União dos Amigos e Portadores de Esclerose Múltipla (Afuapem)
Rua Conde de Bonfim, 924 – Ap. 304 – Tijuca

CEP 20530-002 – Rio de Janeiro
Tel.: (21) 2208-1585

Associação Niteroiense de Esclerose Múltipla (Anem)
Rua das Margaridas, 165 – Itacotiva
CEP 24348-220 – Niterói
Tel.: (21) 2609-2492
E-mail: anem@anem.org.br
Site: www.anem.org.br

Rio Grande do Norte

Associação Rio-grandense de Esclerose Múltipla (Anorem)
Rua Antônio Madruga, 1.982 – Torre 2 – Ap. 1.903 – Capim Macio
CEP 59082-120 – Natal
Tel.: (84) 3201-2016

Rio Grande do Sul

Associação Caxiense de Portadores de Esclerose Múltipla (Acaxipem)
Rua Almirante Barroso, 441 – Cristo Redentor
CEP 95082-280 – Caxias do Sul
Tel.: (54) 3225-3884

Associação de Portadores de Esclerose Múltipla de Santa Maria e Região (APEMSMAR)
Rua dos Andradas, 602 – Ap. 1.203 – Centro
CEP 97010-030 – Santa Maria
Tel.: (55) 3223-7013

Associação Gaúcha dos Portadores de Esclerose Múltipla (Agapem)
Rua Lobo da Costa, 244 – Ap. 101 – Azenha
CEP 90050-110 – Porto Alegre
Tel.: (51) 3737-5215
E-mail: agapemrs@hotmail.com

Grupo de Apoio a Portadores de Esclerose Múltipla (Gapem)
Rua Uruguai, 2.001 – Bloco A – Centro Comercial Unicred
CEP 99010-112 – Passo Fundo
Tel.: (54) 3311 3622

Santa Catarina
Associação Catarinense de Esclerose Múltipla (Acaem)
Rua Brusque, 284 – Piso Superior – Centro
CEP 88303-000 – Itajaí
Tel.: (47) 3348-0630
E-mail: acaem-sc@lycos.com

Associação de Apoio aos Portadores de Esclerose Múltipla da Grande Florianopólis (Aflorem)
Rodovia João Gualberto Soares, 3.550 – Resid. Recanto Parque, 48 – São João do Rio Vermelho
CEP 88058-300 – Florianópolis
Tel.: (48) 3269-9340
Site: aflorem.com.br
E-mail: aflorem@yahoo.com.br

São Paulo
Associação Brasileira de Esclerose Múltipla (Abem)
Avenida Indianópolis, 2.752 – Indianópolis
CEP 04062-003 – São Paulo
Tel.: (11) 5587-6050
Site: www.abem.org.br

Associação dos Portadores de Esclerose Múltipla da Baixada Santista (APEMBS)
Rua Santos Dumont, 166 – Ap. 91 – Estuário
CEP 11015-230 – Santos
Tel.: (13) 3227-1457
E-mail: apembs@hotmail.com

Associação Guaratinguetaense de Portadores de Esclerose Múltipla (AGPEM)
Rua Antonio Cavaleiro, 83 – Parque São Francisco
CEP 12509-210 – Guaratinguetá
Tel.: (12) 9763-8028

Associação Ribeiro-pretana de Esclerose Múltipla e Parkison (Aremp)
Rua Breno Vieira de Souza, 377 – Castelo Branco Novo

CEP 14090-620 – Ribeirão Preto
Tel.: (16) 3627-9873

Grupo Alto Tietê de Esclerose Múltipla (Gatem)
Rua Joaquina Maria de Jesus, 291 – Mogilar
CEP 08773-350 – Mogi das Cruzes
Tel.: (11) 4791-1157
Site: www.gatem.org.br
E-mail: glaumari@hotmail.com

Grupo de Esclerose Múltipla de Campinas (GEMC)
Rua Regente Feijó, 512 – Ap. 32 – Centro
CEP 13013-051 – Campinas
Tel.: (19) 3241-6230

Hospital das Clínicas da Faculdade de Medicina da Universidade de São Paulo
Avenida Dr. Enéas de Carvalho Aguiar, 255 – Cerqueira César
CEP 05403-000 – São Paulo
Tel.: (11) 3069-6000
Site: webmaster@hcnet.usp.br

Irmandade da Santa Casa de Misericórdia de São Paulo
Rua Cesário Motta Júnior, 112 – Vila Buarque
Tel.: (11) 2176-7000 – São Paulo
Site: www.santacasasp.org.br

Movimento dos Portadores de Esclerose Múltipla (Mopem)
Rua Alarico Franco Caioubi, 471 – Jaguaré
Tel.: (11) 3719-3567 – São Paulo
E-mail: movimento.mopem@gmail.com
Site: www.mopem.org.br

União dos Portadores de Esclerose Múltipla (Upem)
Rua Luis Shian, 151 – Jd. São Paulo
CEP 18051-630 – Sorocaba
Tel.: (15) 3202-6880
E-mail: upemsor@bol.com.br

Índice Remissivo

A

Abem. *Ver* Associação Brasileira de Esclerose Múltipla
Aconselhamento familiar, 75, 77
Aconselhamento psicológico, 68, 75, 91
Aids, 34
Alergia, 31-3, 44, 70
Alimentação, 71-2
Alternative medicine and multiple sclerosis (Bowling), 103
Amigos de pacientes com EM, 73, 75, 79, 81-3, 89-90
Anticorpos HHV-6, 32
Associação Brasileira de Esclerose Múltipla, 45, 86, 89, 115
Ataques
    Agudos, medicação para, 65
    Causas, 32, 36-7
    E estresse, 20, 31, 36-7, 84, 88-9
    Lesões permanentes e temporárias causadas por, 35-8
    Por doença, 37
    Por exercícios, 37
    Recuperação do sistema nervoso após, 35, 37-8
Avonex, 25, 48, 52, 59-61, 63-4, 74, 88-9

B

Bandas oligoclonais, 55-6, 96
Banheira com água quente, 26, 78
BCTRIMS. *Ver* Comitê Brasileiro de Tratamento e Pesquisa em Esclerose Múltipla
Bebidas alcoólicas, 82, 83
Betaseron, 25, 48, 52, 59-64, 74, 88-9
Bowling, Allen C., 103

C

Cadeira de rodas, 13, 52, 68
Calor, 26, 44-6, 78, 89, 93
Catanzaro, Marci, 36, 69
Células B, 32-4, 96, 97
Células T, 32-4, 96, 97
    Vacinação com, 64
Charcot, Jean-Martin, 40
Coágulos no sangue, 72
Colete de resfriamento, 78, 80
Combinação de medicamentos, 63
Comitê Brasileiro de Tratamento e Pesquisa em Esclerose Múltipla, 89
Comprometimento cognitivo, 47-8, 80

Cônjuge/pessoas importantes para o paciente com EM, 90-1
Constipação, 49, 67
Contágio, 34, 41, 74
Contando que você tem EM, 82-3
Copaxone, 25, 52, 59-61, 63-4, 74, 88, 89
Corticosteroides, 44, 65-6, 96
Crianças e EM, 31, 33, 40, 74
Cura(s), 30, 33-4, 36, 52, 74, 91
    Falsas, 68-9

D

Demissão do emprego, 84-5
Depressão, 22, 27, 48-50, 60-1, 67-8, 77, 80, 82, 96
Desempenho sexual, 49-50, 68
Dezessete coisas para fazer se você tem EM, 89
Diagnóstico, 11-2, 18-22, 24-5, 40, 42, 52-4, 56-9, 61-2. *Ver também* Exames médicos
    O que fazer antes de receber, 88
Dirigir, 19, 26, 75, 80-1
Disestesias, 42-4, 96
Disfunção da bexiga, 48-9, 67
Doença autoimune, 30, 32, 34, 96
Doença congênita, 31
Doença degenerativa, 31
Doença hereditária, 31
Doença metabólica, 31
Doença psicogênica, 31-2
Doença vascular, 31
Doenças que parecem EM, 53-4
Dor, 23, 26, 42-5, 50, 54-5, 57, 61, 66-7, 70, 81
Drogas modificadoras da doença, 15, 52, 60-2. *Ver também* drogas específicas pelo nome
Drogas orais, 61-2, 65

E

EEG (eletroencefalograma), 19, 21-2, 58, 96
EM primária progressiva (EMPP), 35
EM progressiva-recorrente (EMPR), 35
EM remitente-recorrente (EMRR), 35
EM secundária progressiva (EMSP), 35
EM silenciosa, 36, 41
Emprego, 68, 84-5
Enfrentando a EM, 18, 58, 90-1
Entidades de apoio, relação de, 110-6
Ervas medicinais, 72
Esclerose múltipla
    Amigos de pacientes com, 73, 75, 79, 81-3, 89-90

Ataques de, 36-9
Categorias de, 34-5
Causas, 30-3
Cônjuge/pessoas importantes para o
    paciente com, 90-1
Curso da doença, 31, 44
Definição, 30
Dezessete coisas para fazer se você tem, 89
Diagnóstico e exames de, 11-2, 18-22,
    24-5, 40, 42, 52-9, 61-2
Doenças que parecem, 53-4
E Aids, 34
E contágio, 34, 41, 74
E onde você passou a infância, 40-1
Gene da, 41
História da, 39-40
Idade de aparecimento, 40
Incidência da, 40
Mudanças no estilo de vida, 78-85
Por que ocorre, 33-4
Predisposição genética para, 33, 41, 74
Predomínio da, 40
Pseudoexacerbação, 37, 78, 98
Quem tem, 40
Questões familiares, 73-7
Silenciosa, 36, 41
Sintomas, 42-52
Tratamento da, 59-72
Espasmos musculares, 43-4, 67
Espasticidade, 44-5, 67, 70, 79, 97
Estresse, 20, 31, 36-7, 70, 84, 88-9
Estriol, 62
Exame de liquor, 21, 25, 55-8, 97
Exames de potencial evocado, 55, 58, 97
    Potencial evocado auditivo (PEA), 58
    Potencial evocado somatossensitivo
        (PES), 58
    Potencial evocado visual (PEV) por
        mudança de padrões, 58
Exames de sangue, 24, 55, 61
Exames médicos, 52, 54-5
Exames neurológicos, 54-5
Exercícios, 37, 45, 49-50, 68, 70, 79-80, 89-90

F

Fadiga, 21-3, 26-7, 37, 39, 45-9, 67-8, 70-1,
    74-5, 79-85, 97
Filbin, Marie, dra., 38
Fisioterapia, 45-6, 68, 86
Fonoaudiologia, 68, 86

Foster, Virginia, 69
Frequência, 48, 67, 97

G

Gamaglobulina, 64
Glicoproteína associada à mielina, 38
Goldman, Steven, dr., 38
Gravidez, 73-4

H

Hesitação, 49, 67, 97
História de EM da autora, 18-27
Histórico médico, 54

I

Incontinência, 43, 49, 67, 97
Infecção(ões), 31-3, 36-7, 46, 49, 53, 66, 72, 98
InsideMS, 93
Intimidade, 49-50, 68, 92

K

Kocsis, Jeffrey, dr., 38
Koplowitz, Zoe, 92
Kraft, George, 36, 69

L

Lesões, 36, 38, 41, 47-9, 53, 56, 58-9, 61, 63,
    88, 97
Libido, 49-50
Lipitor, 65
Líquido cerebrospinal, 57, 96
Living with multiple sclerosis (Kraft e Catanzaro),
    36, 69

M

MacFarlane, Ellen Burstein, 68
MAG. *Ver* Glicoproteína associada à mielina
Magnetoencefalografia, 58-9
Medicamentos, 35, 37, 44-50, 52, 59-67, 74,
    84, 88
MEG. *Ver* Magnetoencefalografia
Megavitaminas, 71-2, 97
Menstruação, 74
Mielina, 30-8, 41, 45, 47, 54, 64-5, 96, 98
MRI. *Ver* Ressonância magnética
Mudanças no estilo de vida, 78-85
Multiple sclerosis (Rosner e Ross), 58
Multiple sclerosis through history and human life
    (Swiderski), 39

N

Natalizumab (Antegren), 63, 65
Neuralgia do trigêmeo, 42, 44-5, 67, 98
Neurite óptica, 43, 98
Neurologista, 19-20, 22, 24-5, 48, 50, 53, 56-7, 59, 88, 89, 98
Noctúria, 48-9, 67, 98
Novantrone (mitoxantrone), 63
Novos exames, 58-9
Novos medicamentos, 15, 52, 65, 85

O

Obturações de amálgama, remoção de, 70, 73

P

Petajan, Jack, dr., 80
Phylogenzym, 62
Planos de saúde, 62, 84-5, 88
Predisposição genética, 33, 41, 74
Problemas
    De visão, 26-7, 37, 42-3, 50
    Intestinais, 49
    Sexuais, 49-50
Pseudoexacerbação, 37, 78, 98
Punção lombar. *Ver* Exame de liquor

Q

Questões familiares, 73-7

R

Reabilitação cognitiva, 68
Rebif, 48, 52, 59-61, 64, 74, 88-9
Recuperação do sistema nervoso, 37-8
Referências, relação de, 102-9
Remissão total, 39, 51
Repouso, 79
Ressonância magnética, 20-1, 52-5, 59, 61, 98
Ressonância normal, 21-2, 24, 53, 55-6, 82
Rodriguez, Moses, dr., 38
Rosner, Louis J., 58
Ross, Shelley, 58

S

Sais minerais, 71
Sauna, 78
Sensações alteradas, 43-4, 50
Sinal de Lhermitte, 44, 98
Sintomas, 42-55, 67, 70, 72, 73-4, 78, 82-3, 88
    Paroxísticos, 50, 67, 99

Sociedade Nacional de Esclerose Múltipla dos Estados Unidos, 25, 38, 40-1, 43, 46, 48, 51, 56, 59, 64, 68, 74, 78, 85, 108-9
Swiderski, Richard, 39

T

Tálamo, 45
Taxol, 64-5
Terapia ocupacional, 46, 68, 86
Terapia sexual, 68
Terapias, 48, 64-5, 68
    Alternativas, 12, 45, 68-70, 99
Toxinas, 31, 33
Trabalho, 73, 79, 83-5
Tratamento
    Alimentação, 71-2
    Curas falsas, 68-9
    Ervas medicinais, 72
    Medicação, 35, 37, 44-50, 52, 59-67, 74, 84, 88
    Megavitaminas, 71-2, 97
    Neurologista, achar um bom, 59, 88
    Remoção de obturações de amálgama, 70, 73
    Terapias alternativas, 12, 45, 68-70, 99
    Terapias existentes, 64-5, 68
    Vitaminas e sais minerais, 71-2
Trauma, 32, 36
Tremor, 26-7, 42, 45-6, 51, 67, 83, 99
Tumores, 20, 32, 46, 53

U

Urgência, 43, 48, 67, 99

V

Vacinas contra gripe, 78
Valaciclovir (Valtrex), 62
Van Schiedam, Lidwina, 39
Vazamento, 49
Vertigem, 46, 67, 99
Vitaminas, 71-2

W

Winning spirit, The (Koplowitz), 92

Y

Yuan Bo Peng, dr., 44